U0251411

作者简介

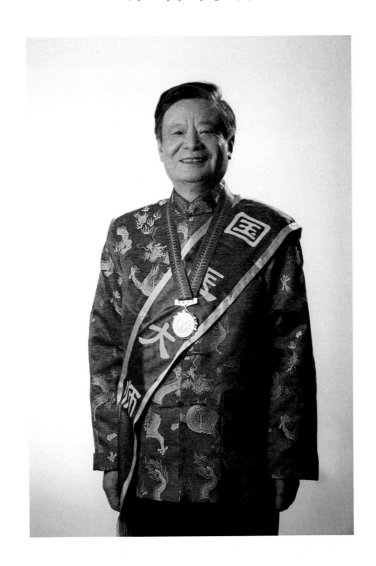

　　王琦，男，1943年生，江苏高邮人，我国著名中医学家，国家有突出贡献专家。从医50年，是北京中医药大学主任医师，任中央保健委员会会诊专家，人事部、卫生部、国家中医药管理局遴选的全国名老中医药专家，中华医学会医疗事故技术鉴定专家。国家中医药管理局为其成立王琦名老中医药专家传承工作室，北京市中医管理局为其建立王琦名医传承工作站，以传承其学术思想和学术经验。2014年被评为第二届国医大师。

　　执教35年，是北京中医药大学终身教授、博士生导师，国家中医药管理局全国名老中医药专家学术经验继承工作指导教师，国家中医药管理局全国优秀中医临床人才研修项目指导教师，中医传承博士后指导教师。先后培养学术继承人 7 名，博士后 10 名，博士、硕士 88 名，各省市研修人才数十名。

北京中医药大学研究员，国际欧亚科学院院士，何梁何利科技进步奖获得者，国家 "973" 计划项目首席科学家，国家重点学科中医基础理论学科带头人，国家中医药管理局重点学科中医体质学科带头人，全国优秀科技工作者，中华中医药学会科技创新首席科学家。先后主持国家级科研项目 11 项（包括 "973" 项目 2 项，国家自然科学基金重点项目 1 项），获得国家科技进步奖二等奖 1 项，部级一等奖 8 项，二等奖 5 项，发明专利 6 项。主编专著 64 部，发表论文 400 余篇，SCI 收录 15 篇。

任卫生部 2020 健康中国战略规划研究专家，国家中医药管理局中医药文化建设与科学普及专家委员会委员，首都中医药养生首席指导专家。2013 年度被评为首都劳动模范，2014 年度被评为健康中国十大人物。

王琦国医大师学术建树颇丰，在中医学科体系的构建、中医临床的发展、中医理论内涵建设、中医药优秀人才的培养、中医药的海内外传播等方面均作出了重要贡献。

构建并完善了中医体质学、中医男科学、中医藏象学、中医腹诊学四大学术体系，开拓了中医原创思维、中医未病学等新的学科领域。担任世界中医药学会联合会体质研究专业委员会会长、中华中医药学会中医体质分会主任委员、国家中医药管理局中医体质辨识重点研究室主任、北京中医药大学中医体质健康医学协同创新中心主任；中国中医药研究促进会副会长、中国中医药研究促进会中医生殖医学专业委员会主任委员、世界中医药学会联合会生殖医学分会名誉主任委员、中华中医药学会男科分会名誉主任委员；国家中医药管理局 "治未病" 工作咨询专家。

创立了 "辨体-辨病-辨证" 相结合的临床诊疗模式，主编《王琦治疗 62 种疑难病》、《王琦临床医学丛书》、《王琦临床方药应用十讲》等临床著作。提出诊治疑难病的新论点，总结 62 个疑难病的主方，针对过敏性疾病、肥胖、代谢性疾病等研制了系列处方，取得了显著的疗效。

任国家重点学科中医基础理论学科带头人、国家中医药管理局重点学科中医体质学科带头人、《中国大百科全书·中医卷》副主编、《中国大百科全书·中医辨证》主编、全国科学技术名词审定委员会中医药学名词审定委员会委员、全国中医药标准化技术委员会委员。提出了 "取象运数、形神一体、气为一元" 的中医原创思维模式。对中医经典有深入研究，著有《素问今释》、《运气学说的研究与考察》、《内经与临证》、《伤寒论讲解》、《伤寒论研究》、《经方应用》等专著。

撰写《师承论》，提出了师承教育的系列观点。被国家中医药管理局授予 "全国优秀中医临床人才研修项目优秀指导老师"、"全国老中医药专家学术经验继承工作优秀指导老师" 称号。

先后赴 24 个国家（地区）讲学，在国际会议上作主题报告。其著作被日本、韩国翻译多次出版，在中国港台地区出版发行。所编制的《中医体质量表》已被翻译成英文、日文、韩文版在海外地区应用。被美国 SCI 期刊 Am J Chin Med 聘为高级顾问。

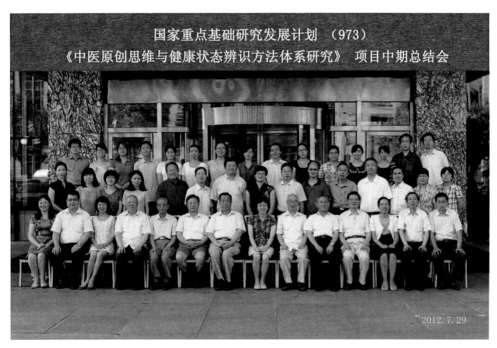

哲学界、思想界、中医界等专家学者论证中医原创思维模式理论贡献之合影

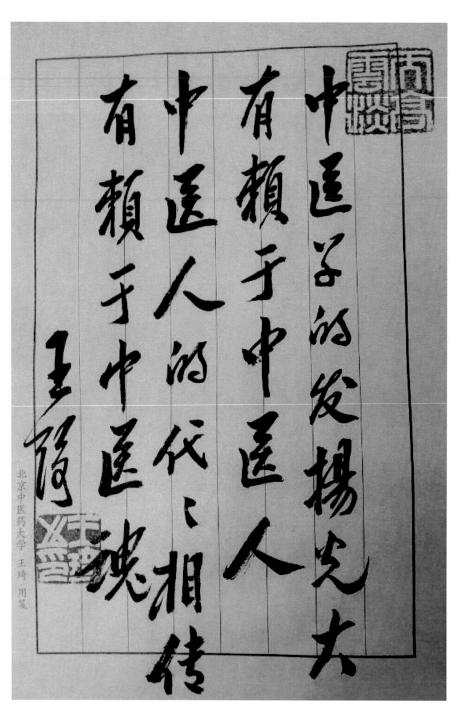

中医学的发扬光大
有赖于中医人
中医人的代代相传
有赖于中医之魂

北京中医药大学 王琦 用笺

王琦

国医大师墨宝

国家出版基金项目
NATIONAL PUBLICATION FOUNDATION

"十二五"国家重点图书出版规划项目

国医大师临床研究

中华中医药学会 组织编写

中医原创思维研究十讲

王琦 著

科学出版社
北京

内 容 简 介

"中医原创思维"是王琦国医大师在"象"、"数"、"形"、"神"、"气"于一体的概念群基础上整合为"取象运数，形神一体，气为一元"的整体思维模式，即中医学的"象数观-形神观-一元观"，有着高度凝练出的引向中医发展的核心范式。中医原创思维模式在文化形态上拥有相对稳定的标识和内涵，具有高度的解释力和表达力——解读着中华民族生命健康的特殊形态和精神表达。它体现了以整体动态观为特色的东方哲学思维认识自然生命现象、健康与疾病，是有别于长期以来西医以还原分析为主的思维模式。它蕴含着丰富的复杂性思维、多元思维、求异思维等医疗思维路径，具有指导临床实践的应用价值。

《中医原创思维研究十讲》是国家重点基础研究发展计划（"973"计划）"中医原创思维与健康状态辨识方法体系研究"项目（No. 2011CB505400）的理论层面研究内容，为中医、社会科学、哲学界人士研究中医思维的重要参考书。

图书在版编目（CIP）数据

中医原创思维研究十讲／王琦著 . —北京：科学出版社，2015.5
（国医大师临床研究）

国家出版基金项目 · "十二五"国家重点图书出版规划项目

ISBN 978-7-03-044310-6

Ⅰ . 中… Ⅱ . 王… Ⅲ . 中医学-研究 Ⅳ . R2

中国版本图书馆 CIP 数据核字（2015）第 101818 号

责任编辑：鲍 燕／责任校对：胡小洁
责任印制：李 彤／封面设计：黄华斌 陈 敬

科 学 出 版 社 出版
北京东黄城根北街 16 号
邮政编码：100717
http://www.sciencep.com

北京虎彩文化传播有限公司 印刷
科学出版社发行 各地新华书店经销

＊

2015 年 5 月第 一 版 开本：787×1092 1/16
2022 年 1 月第五次印刷 印张：10 1/2 插页：2
字数：249 000
定价：**69.00 元**
（如有印装质量问题，我社负责调换）

《国医大师临床研究》丛书序

2009年5月5日，人力资源和社会保障部、卫生部和国家中医药管理局联合发布了《关于表彰首届国医大师的决定》。30位从事中医临床工作（包括民族医药）的老专家获得了"国医大师"荣誉称号。这是新中国成立以来，中国政府部门第一次在全国范围内评选国家级中医大师。国医大师是我国中医药事业发展宝贵的智力资源和知识财富，在中医药的继承创新中发挥着不可替代的重要作用。将他们的学术思想、临床经验、医德医风传承下来，并不断加以发展创新，发扬光大，是继承发展中医药学，培养造就高层次中医药人才，提升中医药软实力与核心竞争力的重要途径。

为了弘扬中华民族文化，广泛传播和充分利用中医药文化资源，满足中医药人才队伍建设的需要；进一步完善中医药传承制度，将国医大师的学术思想、经验、技能更好地发扬光大。科学出版社精心组织策划了"国医大师临床研究"丛书的选题项目，这个选题首先被新闻出版总署批准为"十二五"国家重点图书出版规划项目，后经科学出版社遴选后申报国家出版基金项目，并在2012年获得了基金的支持。这是国家重视中医药事业发展的重要体现，同时也为中医药学术传承提供良好契机。国家出版基金是国家重大常设基金，是继国家自然科学基金、国家社会科学基金之后的第三大基金，旨在资助"突出体现国家意志，着力打造传世精品"的重大出版工程，在"弘扬中华文化，建设中华民族共有精神家园"方面与中医药事业有着本质和天然的相通性。国家出版基金设立六年来，对中医药事业给予了持续的关注和支持。

作为我国成立最早、规模最大的中医药学术团体，中华中医药学会长期以来为弘扬优秀民族医药文化、促进中医药科学技术的繁荣、发展、普及推广发挥了重要作用。本丛书编辑出版工作得到了中华中医药学会大力支持。国家卫生和计划生育委员会副主任、国家中医药管理局局长、中华中医药学会会长王国强亲自出任丛书主编。

作为中国最大的综合性科技出版机构，60年来科学出版社为中国科技优秀成果的传播发挥了重要作用。科学出版社为本丛书的策划立项、稿件组织、编辑出版倾注了大量心血，为丛书高水平出版起到重要保障作用。

本丛书同时还得到了各位国医大师及国医大师传承工作室和所在单位的大力支持，并得到各位中医药界院士的支持。在此，一并表示感谢！

本丛书从重要论著、临床经验等方面对国医大师临床经验发掘整理，涵盖了中医原创思维与个性诊疗经验两个方面。并专设《国医大师临床研究概览》

分册，总括国医大师临床研究成果，从成才之路、治学方法、学术思想、技术经验、科研成果、学术传承等方面疏理国医大师临床经验和传承研究情况。这既是对国医大师临床研究成果的概览，又是研究国医大师临床经验的文献通鉴，具有永久的收藏和使用价值。

　　文以载道，以道育人。丛书将带您走进"国医大师"的学术殿堂，领略他们深邃的理论造诣，卓越的学术成就，精湛的临床经验；丛书愿带您开启中医药文化传承创新的智慧之门。

《国医大师临床研究》丛书编辑委员会

2013 年 5 月

前　言

中医药学是打开东方科学的钥匙，也是中国传统文化的瑰宝。但近百年来，由于受到"科学主义"的冲击，有人用西方的分析科学来看待中医，便有了质疑之声不断。这是以分析还原论思维来认识以整体论、系统论为特色的东方思维，是导致中医药产生"波折"的主要原因。从科学主义走向复杂性科学的思维变革是中医学"重现魅力"的历史机遇，它显示了中医思维与复杂性科学思维有着相印证的共性。尤其是进入21世纪，世界科学格局发生着深刻的变化，思维科学渗透到各学科领域，成为科技领域具有战略意义的前沿课题，是各国科技竞争的制高点。原创思维是思维科学研究最重要的一个层面。现今，在对创新要求更加强烈的时代，原创思维日益受到人们的重视。中医学在大量医疗实践的基础上并受中国传统文化和古代哲学的深刻影响，形成科学与人文互补互动的学科体系，具有独特的原创思维，体现了原创优势与成就。因此，中医学不仅是一门自然科学，而且也是中国传统文化重要组成部分，并与社会科学有着多个方面的联系。所以，中医学是一门自然科学与人文社会科学相融合的科学，惟其如此，才能对中医学进行全面解读，也只有从自然科学与哲学人文科学"两条腿走路"的综合研究，才能把握全貌，得其真谛，否则，缺了一条腿则难以前行。

正是应时代之需，"中医原创思维"提出与研究首次进入国家层面，成为国家重点基础研究发展计划（"973"计划）项目。我本人在担任该项目首席科学家过程中，对此进行了长达五年的"勤求博采"，梳理凝练，从而对中医原创思维模式进行了构建。

我们知道，原创思维是一个地域民族很早的、长期形成的、相对稳定的理论思维，毫无疑问地成为不断引领本民族进行哲学思考和实际行动的指南，有着极强的理论指向性，起着民族国家进步的灵魂作用。中医学是融合了中国文化和自然观、哲学观、思维模式等于一体的学科，不仅滋养着中国古代社会的创造与发明（如思维创造、针灸发明等），而且充实着中华民族文化精神——特有的生命历程、生存境界，演绎着两千年来主宰自己命运的卓然自立的"思想自我"。这种"思想自我"是集自然科学与社会科学相融合的中医思维，具有东方特色的原创性思维，我们冠之为"中医原创思维"。

中医原创思维作为中华民族在医学方面的智慧结晶，是在长期的临床实践过程中形成的相对稳定的抽象化解释性系统，内蕴含着相对稳定的世界观、认识论和方法论，彰显出中医哲学的生命力，而深深烙印着"中国气质"的文明特征。本书所构建的"取象运数，形神一体，气为一元"的整体思维模式是集"象"、"数"、"形"、"神"、"气"等概念于一体的概念群，围绕象数形神气五个基本范畴，概括了中医思维系统和中医思维方式的原创性特质，即中医学的"象数观-形神观-一元观"——一种有着高度凝练出的引领中医发展的核心范式。这些核心概念是具有高度的解释力和表达力，而解读着中华民族生命健康的特殊形态和精神表达。中医学术传承有赖于中医人，中医人的代代相传有赖于中医魂，而中医原创思维就是这个魂。

　　中医原创思维的提出，是将中医文化的复兴之路和创新动力结合起来，在回应文化质疑、碰撞之时，建立了文化认同。它不仅体现了对中国哲学及思维科学的贡献，而且回归和坚持中医自身理论研究的主体性，回归自身思维的独特性，对中医学术体系的认定、应用、继承和发扬以及对自身规律的进一步发展与创新，尤其是对临床实践，都具有重要的指导意义。本书就是从研究的背景意义、思路方法、内涵探讨、特质路向、评价论证、现代说明等方面进行了深入的阐述，尤其进一步论证了该模式指导临床的价值，形成了较为完整的中医原创思维研究体系。

　　项目研究过程中，科技部和国家中医药管理局相关领导、"973"项目专家组多次给予论证，起了很好的指导作用。本书的写成，我的博士生郑燕飞做了许多工作，不但协助查阅了大量的文献资料，而且参与书稿整理。我的博士后郭刚参与课题研究和协助整理书稿，也付出了辛勤的劳动。程雅君和赵中国两位同志撰写了一系列论文解读中医原创思维模式，一并收入到本书中，使得研究内容更加充实。在下篇中，郭刚、程雅君、郑燕飞、赵中国分别撰写了"中医原创思维模式析理与'形神'解析"、"中医原创思维再议"、"中医原创思维中的'象'解析"，对他们的辛勤付出一并表示深深谢忱。

2015 年 2 月

目 录

上篇 中医原创思维十讲

第一讲　中医原创思维研究的相关概念

概念，尤其是核心概念的界定，成为科学研究的基石。研究中医原创思维模式，首先必须明晰其所涉及的相关概念，如什么是思维、什么是思维方式、什么是思维模式、何为原创、中医原创指的是什么等。

一、思维科学的基本概念

1. 思维

思维是人们认识客观世界的方法和过程，是人脑对客观事物能动的、间接的和概括的反映[1]。从思维的定义来看，思维包含思维主体、思维客体和思维手段（工具）三个思维活动的要素，并反映了认识的过程。虽然思维活动看不见、摸不着，但是人们在思维过程中总是能够通过各种途径把思维内容表达出来，并根据思维的结果支配自己的全部行动。纵观人类的思维活动，可以按照其表现形式分为逻辑思维、形象思维、灵感思维等。目前，医学界普遍认为西医学以还原论的逻辑思维为主，而中医学则以象数思维为主。中医学正是通过这种取象运数、司外揣内、以表知里、知常达变的"黑箱"方法，以天人合一、主客一体的方式来获得人体生命状态的信息，从而形成了具有东方文化思维特色的中医原创思维。

就"思维"研究的意义而言，其不是针对思维本身的内容，而是反映人脑的认知过程和认知方式，这是在进行中医原创思维研究前首先应当明确的。思维活动看不见也摸不着，那应该如何进行中医思维的研究？其实，人们在思维过程中，总是要通过各种途径把思维内容表达出来，并按照思维的结果来实施下一步的行动。因此，我们可以从人们表达出来的思维产物，观察其行动，以推测一个人的思维活动或规律。对于中医"思维"的内涵来说，我们可以通过追溯查阅文献，如中医古籍、医案、医话等，也可以通过医家的访谈、临证的言情举止以及处方用药等，来探知思维活动及其规律。

2. 思维方法

思维方法是人们通过思维活动为了实现特定思维目的——认识世界、认识社会和认识自我所凭借的途径、手段或办法，也就是思维过程中所运用的工具和手段。每种思维方法都有其确定的思维视角、思维空间、思维线路和规则。而思维视角的不同是思维方法区别的根据之一。如归纳法的视角是"共同性"，演绎法的视角是"包容性"，静态分析方法的视角是"共时性"，而动态分析方法的视角则是"历时性"等。视角的确定性是思维方法有效性的根据，也是其局限性的原因。随着人类思维水平的提高，多视角的综合运用成为一种趋势，从而使过去互相分离的方法统一起来，产生了新的思维方法，如归纳—演绎法、静态—动态分析法、抽象—具体方法、历史—逻辑方法等，从而促使着思维方式内容的丰富和水平的提高[2]。

思维方法多种多样，可以随着实践活动的深入和科学认识的进步而不断得以丰富和完善。中医学历经 2500 余年，亦蕴含着许多思维方法，如阴阳相互对立之"有病热者，寒之而热；有病寒者，热之而寒。二者皆在，新病复起，奈何治？岐伯曰：诸寒之而热者取之阴，热之而寒者取之阳，所谓求其属也。"（《素问·至真要大论》）的逆向思维；顺应天时五行变化、阴阳消长之势的顺势思维；以打破思维惯式而创建新的学说和学术流派的求异思维等。从历史的角度看，这些方法都成为中医学思维方法的内涵。体现在思维路径上，中医原创思维不仅要研究中医学本身的理论和临床思维，而且应该对医家人文背后的思维方法进行考察。

3. 思维方式

对于人的思维活动的研究，思维方式是一个带有整体性和综合性的范畴，是指思维主体在先前的实践和认识基础上，按照自身特定的知识、观念、语言、情感与意志、个性倾向等，运用思维工具去接受、反映、理解、加工客体对象或客体信息的思维活动的样式[3]。在一个思维活动过程中，人们会运用到一系列不同的思维方法，它们彼此有一定的联系，或先后关系，或交错关系，或迂回关联，综合性地形成为一种思维结构，而思维结构的外在表现就是思维形式。因此，"思维形式"是一个抽象的概念。当它被应用到具体的思维活动时，它就成为认识某种事物的思维方式。思维方式的形成是以社会实践为基础的，具有时代性。中国古代的思维模式被应用于中医学来说明人体的生命现象，在思维方式上多表现为整体思维、直觉思维、形象思维、顿悟思维、辩证思维等。

思维方式和思维方法是一对容易混淆而关系密切的概念。思维方法是思维方式的核心内容，而思维方式是思维方法遵循一定的思维逻辑或规则联结成的一个整体。思维方式往往自发地支配着人们理解和评价对象，而思维方法则是人们在思维活动中为实现某种特定的目的而自觉运用的思维技巧和方法，是灵活的、多变的、临时的和多选择性的；思维方式一般不受主体的意志所控制，思维方法可由思维主体在思维过程中任意选用。

二、中医原创思维模式的相关概念

思维研究的路径很多，方法多样，我们为什么要首先研究中医原创的思维模式？这是因为中医学自创生起便孕生出比较成熟的理论体系，并自始至终贯穿于一种思维模式，而且这种思维模式不断给予中医学发展以无限的动力。因此，我们当代探究中医学的发展不得不考察中医原初性的思维模式，即所谓的中医原创思维模式。

1. 思维模式

什么是模式呢？美国建筑大师 C. 亚历山大在《建筑的永恒之道》中对于"模式"曾经有过经典的定义：模式是用以描述在我们的环境中不断出现的问题，然后描述了该问题的解决方案的核心；通过模式，人们可以无数次地使用那些已有的解决方案，从而无需重复相同的工作[4]。由此，思维模式是对思维活动的主导思想的高度概括，即用最精炼的语言勾画出该思维活动的基本规律的框架，同时它也往往反映出了思维的主要特征。思维模式具有相对的独立性和稳定性，它是一门学科理论体系的灵魂。中医药历经几千年依然屹立于世界医林，没有被改造、代替甚至自行消失，除了其独特的临床疗效外，很重要的原因就是其具有相对独立的、相对稳定的思维模式，并仍能继续在世界医学领域里扮演着不可替代的角色。因此，对于中医而言，其思维的研究首先要回答中医总体思维模式是什么。在中医原创思维模式中，思维方法是人们在思维活动中为实现某种特定的目的而自觉运用的思维技巧和方法，是灵活、多变和多选择性的，具有不稳定性。相对于模式，中医体系是在一定范围内按照一定的秩序和内部联系组合而成的系统整体，内涵着不同系统组成的系统，因其庞大而复杂，难以被人们无数次重复地使用；在此，抓住模式就抓住了理论体系的灵魂和核心，抓住了基本的规律和特征。

纵观医学的发展史，我们可以得出如此的结论：医学上的每次飞跃与进步，无不与医学模式、诊疗模式的变革有着密切的关系。学术界对于医学模式的演变基本概括为从神灵主义的医学模式→自然哲学的医学模式→机械论的医学模式→生物医学模式→生物-心理-社会医学模式的多次演变，它的每次演变都使医学向更加成熟、更加融合的科学迈进一步。现在提倡的个体化诊疗模式，4P医学模式等莫不以"模式"作为引领与驱动，并产生出广泛深刻的影响。方克立先生认为："从思维模式的角度去认识中医理论的独特性、科学性、现实性及其局限性，可能是一条比较可行的道路。"国医大师路志正教授亦说："近百年来，社会各层面对中医质疑之声不断，我想这主要是由于思维模式不同造成的，思维模式不同导致认识上的差异。"因此，认真研究和构建中医原创思维模式对中医学的发展具有重要意义。

2. 原创

"原"金文作"⿰"，高鸿缙《中国字例二篇》云："象水从石穴出向下坠流之形"，《说文·灥部》载："（原）本也。从灥出厂下。"故知"原"字之本义为水之源头，如《左传·昭公九年》："犹衣服之有冠冕，木水之有本原。"又如《汉书·食货志下》载："绝民用以实王府，犹塞川原为横㳍也"。而后"原"字此义以其孳乳字"源"来表示，如《诗经·卫风·竹竿》"泉源在左"。陈奂《诗毛氏传疏》注曰："源，古作原，今通作源。""原"字由其本义水之源头、源泉，渐而引申为本源、根源、最初诸义。如《礼记·孔子闲居》"必达于礼乐之原"。郑玄注曰："原，犹本也。"

"创"字本义为创伤，亦用作"刱"之借字，按《说文·井部》载："刱，造法刱业也。"《战国策·秦策三》："大夫种为越王垦草刱邑。"可知"刱"字义为创造、开创，而古人多假借"创"字以代之，如段玉裁《说文解字注》曰："（创）凡刀创及创瘀字皆作此，俗变作、作疮。多用创为刱字。"又如朱骏声《说文通训定声·井部》曰："刱，经传皆以创为之。"故可知表"创造"之义，当用"刱"字，而古人多用"创"字相通假。

由以上可知，"原创"一词中"原"字当取其引申义，表本源、最初；而"创"字当取其假借义，为"刱"之借字，表"创造、创制"。"原创"一词为现代汉语所有，古人无此用法，为最先开创之义，谓其非同于以往所固有，即本然，创新，具有时间第一性及唯我性。如中国社会科学院王树人先生指出："原创这个词最早的意思为原始的创造，原始的创造时期是雅思贝斯讲的轴心时期，公元前800年到公元前200年，现在又延长了，公元前2000~前1000年，全世界的主要文明几乎同时产生，所谓原创指的是这个，而且这个框架现在还没被人类所突破，不管是东方的科学主义还是西方的艺术主义，都还是在这个大框架下，还是没有被突破，可见这个才是真正的原创。"

3. 中医原创思维模式

我们这里探究原创思维，研究的对象是中医，而不是西医。就中医学本身的发展来看，中医原创思维与中国哲学和中国的整体文化密切相关，是中国哲学和传统文化的具体表现和应用，有它的原创性。如气和阴阳都属于中国古代哲学的概念，但中医学将气衍生为宗气、中气、营气、卫气等，而阴阳则有背为阳，腹为阴；脏为阳，腑为阴；经络之三阴三阳等，这些都是中医原创的理论。再则，中医的原创思维模式是有别于西医的。因为思维模式的形成受社会环境的影响，中医原创思维模式的形成是建立在中国古代生产水平和古代哲学基础之上，而西医思维模式的形成是建立在以还原论为基础的西方科学进步的基础之上。可见，中医原创思维模式是以中国哲学为认识论基础，以中医临床为实践根基，以中医理论为综合体现方式，融合了哲学、科学和临床技术等方面的丰富内容，具有自然科学属性和人文科学属性，是古人对生命、健康与疾病的概括性的反映，体现了科学与人文的融合，在中医发展历程中发挥着主导作用，而彰显出中医固有的思维模式特质。

参 考 文 献

[1] 彭漪涟，罗钦荣. 逻辑学大辞典 [M]. 上海：上海辞书出版社，2004：290.
[2] 许瑞祥. 论思维方式的构成 [J]. 南开学报，1994，(3)：40-45.
[3] 邢玉瑞. 中医思维方法 [M]. 北京：人民卫生出版社，2012：4.
[4] 成肇智. 中医学诊疗模式刍议 [J]. 湖北中医杂志，1998，(2)：5-7.

第二讲 中医原创思维研究的时代背景和意义

人类科学发展史告诉我们，任何一门学科的发展都不能离开哲学，都必须采用一定的思维方式和思维方法。中医学历经几千年的沧桑，成为至今唯一保存完整并不断发展的传统医学，究其原因，除中医学具有完整的理论体系、丰富而有效的治疗手段外，还得益于其具有独特的思维方式与方法。中医学具有独特的、自成体系的原创思维，是中华民族最具原始创新性的领域，研究中医原创思维与认知的理论体系和方法，对现代科学的发展将发挥重要的启示作用。

一、中医原创思维研究的时代背景

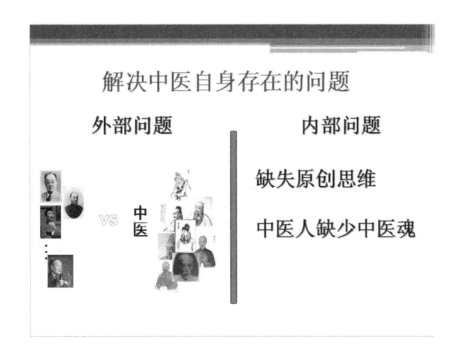

1. 时代呼唤对思维科学的研究

进入 21 世纪，知识、智力、智慧的重要性日益增长，思维对于知识的产生，对智力和智慧的形成起着关键性作用，人们对思维科学的关注也日益增强，思维研究成为当今世界重大科学前沿之一。世界科学大格局也正在发生着深刻的变化，思维科学渗透到各学科领域，是科技领域具有战略意义的前沿课题，是各国科技竞争的制高点。钱学森在《关于思维科学》中说："思维科学的研究将孕育着一场新的科学革命，把人的知识、智力提高到前所未有的高度，这肯定又将是一场技术革命。"钱学森之所以强调研究思维科学的重要性，是因为科学技术的蓬勃向前发展需要新的思维整合，才能引领未来的社会进步。

只是基于一个新时代的发展境遇，科学技术的迅猛发展，自然科学与人文科学的交叉、渗透、融合，新兴学科的不断产生，不断增长的知识和海量数据库的涌现，分析工具和技术的发展为传统化的基本原理核心理论及关键技术的重大创新提供了方法和手段。世界科学，特别是包括生物医学在内的生命科学，出现了从分析向综合，从局部向整体的发展趋势，使中医学的整体观念、天人合一的价值方法得以重新认识。

2. 中医发展需求原创思维的引导

原创思维是思维科学研究最重要的一个层面。任何历史时代，尤其当今更加要求每个学科的发展必须具有原创思维。中医学是历代医家数千年来通过不断深入的观察与反复临床实践所总结的对健康与疾病的认识，是具有中国原创特征的生命科学，体现了中医学原创思维、原创成就与原创优势。"973"计划专家顾问组组长、中国科协名誉主席、第九届全国人大常委会副委员长周光召先生曾指出："寻找自然科学规律，要在科学思维方法上做更多探索。""中国科学之所以缺乏原始性创新，与缺乏哲学思维有关。""对于中医理论基础研究，大家仍需做好长期艰苦奋斗的准备。""中医学有理论，中医理论是现象理论，一是指导实践，二是原创思维。"中医学是最具原始创新的领域，中医学要发展，必须从理论抓起；中医理论要发展，离不开对中医原创思维的研究。中医原创思维研究是中国传统原创思维在中医学领域的应用研究，是东方思维方式的再现，是继承、弘扬、传承、创新中医学的重大的、关键的科学问题。钱学森以其独特的睿智肯定了中医理论，并发现了传统中医的特殊价值，他在20世纪80年代曾发表极具鼓舞人心的预测"21世纪医学的发展方向是中医"[1]。中国工程院王永炎院士也指出："中医药学的原创思维与原创优势可引领21世纪医学发展的方向。"在这样的形势下，中医要发展，就必须牢固地把握自身的学术主体性，研究积淀数千年的中医原创思维的内涵与科学价值，认识和掌握中医原创思维方式和方法，总结并提出中医原创思维模式，分析并指导中医家认识健康和疾病的思维规律，为进一步提高临床疗效做出贡献；并从最深层次上把握与世界对话的关系，解决在多态文化中自身命运问题。

目前关于思维和认知理论各国都很重视，投入了大量资金进行研究，我国也将思维和认知列为重点研究项目。中国传统原创思维是在中国传统文化特别是中国传统哲学背景下形成的，有其自身的特点和底蕴，是坚持文化自觉、建设社会主义先进文化过程中，我国学术界特别是哲学界、理论界必须但尚未圆满回答的重大的、关键的科学问题。因此，国家科技部于2010年将"中医原创思维与健康状态辨识方法体系研究"纳入国家重点基础研究发展计划（"973"计划）中医基础理论重大研究专项之中，以期继承、弘扬、传承、创新中医学的重大的、关键的科学问题，保持其在新时代的不断发展。

二、中医原创思维研究的意义①

　　思维科学是以思维为研究对象的科学，是当今世界前沿科学之一，已成为各国科技竞争的制高点。原创思维是思维科学研究最重要的一个层面，其蕴藏着一个国家或一个民族的思想高度。换言之，原创思维是一个国家和民族发展与进步的灵魂之所在。现今，在对创新要求更加强烈的时代，原创思维日益受到人们的重视。如果离开了中华民族的原创思维，就会失落博大精深的传统文化与民族精神。根植于中国传统文化的中医思维，是东方特色的原创性思维。时代呼吁当代人，研究和构建中医原创思维对中医学的发展具有重要意义。

　　中医原创思维模式是中医学认识自然生命现象，解决医疗实践问题的开拓性的、特有的、与众不同的、创造性的思维方式。要明白什么是中医原创思维，首先应该明确什么是中医学。"中医学是中华民族在长期医疗实践中，在中国传统文化背景下，逐渐形成的、具有独特理论和诊疗技术及养生保健思想与方法的医学体系，它以生物学为基础，与多学科相交融，与人文、哲学相渗透，有着丰厚的中国文化底蕴，是一门研究人体生命、健康、疾病的自然科学，并具有人文社会科学的特征。它是我国医学科学的特色，也是我国优秀文化的重要组成部分。"[2]鉴于此，中医学不仅具有自然科学属性，而且具有人文社会科学属性。其思维包含哲学思维与科学思维，是哲学和科学的统一。所以中

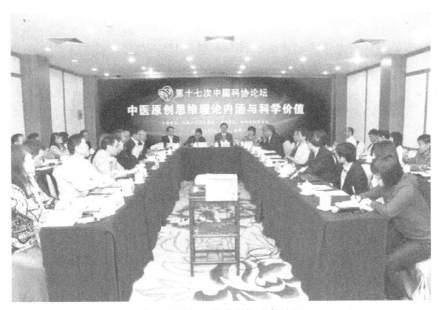

中医原创思维模式的提出与论证

医的原创思维是基于中医自然科学和哲学的背景条件下，对人体生命、健康与疾病认知

　　① 王琦. 中医原创思维研究的意义［J］. 中华中医药杂志，2012，27（1）：140-141.（国家重点基础研究发展计划——"973"计划，"中医原创思维与健康状态辨识方法体系研究"资助项目 No. 2011CB505400）

与实践的根本思维方式，是在此思维方式指导下的生命观、健康观及其医疗实践知识体系，属于自然科学范畴与文化哲学范畴。因此，对中医原创思维的研究，既不能忽视中医原创思维的自然科学属性，也不能忽视它的哲学属性。换言之，我们不仅要回答其哲学层面的内涵，也要回答其科学层面的内涵，从理论和实践层面上共同揭示和还原中医原创思维的本质与特征。

1. 阐明中医理论认知特点，实现理论飞跃

中医原创思维是中医学理论的核心。研究中医原创思维，涉及中医理论产生的文化背景、哲学基础、生成逻辑、认识论、方法论等方面，要作 2500 年来中医学术的寻根之旅，其目的在于回答其科学价值、科学原理，反映认识路线，寻求内在规律。可见，通过中医原创思维内涵的研究，可以阐明中医理论认知特点，明确医疗实践活动的思维模式，进而审视自身局限，探讨如何实现与当前主流知识体系的对话，实现创造性的转化，构建未来的发展模式等问题，这些根本问题不解决，势必削弱自身的主体性，影响中医学的"卓然自立"。

任何自然科学要实现理论创新，必然首先要解决思维方法领域的问题，变革思维框架，创造性地提出问题和解决问题，从而不断向前发展。阐明中医原创思维的原理、特征与内在规律，对自身理论的丰富发展与创新将起到高屋建瓴的作用，必将促进中医理论实现又一次新的飞跃。

2. 回归中医原创思维，指导临床实践

中医原创思维不是为了认识而去认识，其最终目标是为了解决临床实践过程中的具体问题。它将生理功能、病理现象、形态结构、诊断治疗、养生保健、药物的性味归经等都融汇其中，糅合为一个整体，形成了中医学的理论体系并应用于实践当中。若能够将中医原创思维模式运用于指导中医临床实践，形成临床诊疗思维规范化，通过揭示中医原创思维的科学价值，体现出其在临床中的指导意义，则表征着揭示中医原创思维的现实意义。这进而彰显出思维来源于实践，实践能检验思维，以及思维与实践相统一的理论体系。

在古代，中医原创思维的形成无不是以临床实践活动的理论提升为要旨和路向的。众所周知，神农尝百草是一个古老的传说，蕴含着丰富的社会实践活动，则表明了对每种药进行识别的逐渐尝试，通过对疾病的治疗不断总结经验，而逐渐上升为一定理论体系的见证。《黄帝内经》是中国古代医疗理论体系的总结，是源于实践并指导实践的理论汇总，是古代人集体智慧的结晶。《伤寒杂病论》一书的形成体现了张仲景是对临床实践的汇总，开显了理论联系实践的临床诊疗专书。张仲景之后，像隋唐名医巢元方、孙思邈等，宋朝名医钱乙、杨士瀛等，以及金元四大家和明清的李时珍、张景岳、吴谦、叶天士等，无不体现出理论与实践相结合的精神，其在他们的医案或医话得以证实，呈现出每个医家解决中医临床具体问题的诊疗实践内容和思路。通过文献爬梳，我们发现历代医家都有着对"象-数-形-神-气"中医原创思维模式的具体运用和信息集合。倘若结合当代临床经验和理论总结，它具体包含有：①如何取象，即获取疾病信息的路径；②如何运数，即把握疾病程度的路径；③"形神合一"如何体现，即人体生命观的观察

及呈现路径；④ "气为一元" 如何实现，即人体生命的整体调控路径。其目的旨在于探讨不同中医师运用 "象–数–形–神–气" 思维模式在临床诊疗思维如四诊思维、治则治法思维、组方用药思维的运用与再现。

3. 回应文化责疑，建立文化认同

近百年来，社会层面对中医的责疑之声不断，如俞樾的《废医论》，余云岫的 "废除中医"、"改造中医"，陈独秀说："医不知科学，既不解人身之构造，复不事药性之分析，菌毒传染，更无闻焉……"[3]至今仍有不少学者称 "中医是伪科学"。反省这种现象，其原因主要是 "科学主义" 盛行，用 "科学主义" 来定义中医；再者对中医药认识不足，如鲁迅、梁启超、傅斯年等一批著名学者对中医亦多有责难，竟连终身以维护中国文化的基本价值为己任的国学大师陈寅恪先生，也发出 "中医有见效之药，无可通之理" 之论[4]；从科学史出发，西方学者亦提出了一些观点，如李约瑟提出，中国古代没有形式逻辑，却取得了巨大成就，但是近现代科学体系依然没有在中国发生。在他们的眼中，中医学似乎与科学无关。如此这般，各领域学者先后对中医学提出众多质疑，产生了诸多负面的影响。因此，中医原创思维的研究，不仅是中医学自身学术发展的需求，也是回应中西方思想界、科学史界、哲学界、文化界一系列关于中国传统文化认同的难题。

中国传统文化是中医药理论的母体文化，解答这些命题，必须从中国传统文化及思维方式评价的研究入手。医学从来都是科学和人文的统一。中国的传统医学与现代医学是两种具有不同文化背景的医学，须从二者的概念、范畴、思维方式、研究方式、实践目标等方面进行比较，回答中西医对生命与健康的认识和理解，并以共同的价值理念，建立现代文化认同。

4. 审视原创性思维，为当代思维科学提供借鉴

原创性思维是解决科学难题、推动社会进步的核心动力。有人对百年诺贝尔奖得主的思维模式进行分析，结论是他们都具有原创性思维，能够从思维方法的更高层次来提出问题、研究问题、分析问题和解决问题。因此，创新性思维方法被认为是预示了21世纪科学发展特征的新的复杂性科学[5]。在当今思维科学更迭、跌宕的潮流中，人们开始重新认识多元文化及多元思维方式，回眸注视东方思维。而中医学是东方思维领域中博大精深的理论体系，具有独特的思维特征，是具有东方文化特色的原创性思维，通过对中医原创思维的研究，能够为当代思维科学的发展提供借鉴。

医学界普遍认为，还原论与整体论是两种不同的思维方法，而西方医学以还原论为根本方法，中医学以整体论为根本方法。质而言之，还原论与整体论是两种不同的科学研究方式，它们涉及科学范式的理解问题，涉及科学研究的多元化问题。毋庸赘言，在中华文明和中医学中，整体论思维原则的秉持与实践彰显了其独特的优势。重新审视中国传统文化的思想内涵、科学形态、科学方法以及中医原创思维研究作为科学思想的前沿意义和对推动科学革命的重要意义。笔者在此基础上，运用了文献学、发生学、思维科学、复杂科学、比较学等方法，对中医学发展史进行研究，提出了 "取象运数，形神一体，气为一元" 的中医原创思维模式，指出中医学在认知自然与生命现象过程中的核心思维方法，为当代思维科学和人类的原始创新，提供有益的借鉴。

参 考 文 献

[1] 21 世纪医学发展的方向是中医 ［J］. 中医药通报，2009，（6）：13.

[2] 王琦. 论中医理论构建的基本原理 ［J］. 世界中医药，2007，（5）：267-271.

[3] 中国中医药报社. 哲眼看中医 ［M］. 北京：北京科学技术出版社，2005：122.

[4] 陈寅恪. 吾家先世中医治学·寒柳堂隼 ［M］ 上海：上海古籍出版社，1980：168-169.

[5] 郝凤霞，张春美. 原创性思维的源泉——百年诺贝尔奖获奖者知识交叉背景研究 ［J］. 自然辩证法研究，2001，（9）：55-59.

第三讲　中医原创思维研究的向度与方法

　　中医药的理论体系和思维方法独特，学科发展有其自身的特点和规律。从中医原创思维理论认知方法学的视角，我们解析中医原创思维的形成及发展过程，并在基础研究中不断探索适宜的研究思路、方法和模式。我们认为，中医原创思维模式的研究主要有"三个找"。第一，找源头。要明白中医从哪里来，即中医学的起源和发生。第二，找轨迹。要追溯 2500 年来中医走过的道路，是跳跃式、跨越式、裂变式，还是在继承中演进？显然，中医学的发展进程不是一个裂变式的，而是一个继承性的演进式的过程，所以决定了它必须是在继承中创新，不可能另起炉灶。第三，找自身特点。要在研究过程中把握自身、省视自我。

一、中医原创思维研究的向度①

　　中医原创思维是中华民族思维方式的延续，是东方思维方式的再现。研究其思维模式对历史、现实以及未来的意义都十分重大。通过哲学界、中医界智慧的群体，通过大学者间的对话以及思想的互相补充与流动，呈现了思接千载，视通万里的景观，容量和气势都很庞大。理论的研究不同于某一具体实践的问题，因为它要解决形而上的问题，所以我们将来要不断地放大这个群体，培养这个群体。实际上，我们的讨论已经潜在地涉及了许多科学的命题，中国的圣贤没有走上形式逻辑加实验的这两条路，那是不用惊奇的，惊奇的是为什么取得了许多古代的成就？这个问题很少有人回答过，而实际上我们以研讨会的形式已经通过直接或间接的方式表达出来。如果我们不是采用形式逻辑加实验，那是采用什么思维方式？是非形式逻辑思维方式。非形式逻辑从某种意义上说就是象思维、直觉思维、灵感思维、形象思维等。在这些思维方式中，中医学是具有丰富蕴含的。然而反过来说，虽然我们没有通过形式逻辑加实验的方法，取得了辉煌的成就，但是为什么 16 世纪以后的近现代文明又没有在中国发生？这就是著名的"李约瑟之问"。近 400 年来，还原论一直占据着世界科学的统治地位，一切以还原论的"科学标准"为标准来衡量事物，中医学的思维方式亦必然遭到质疑，受到冷落。可喜的是，在当今思维科学更迭、跌宕的潮流中，尤其是在系统论和复杂性科学出现后，人们开始重新认识多元文化及多元思维方式，对中医学的整体思维重新回眸，重新审视。在这样一个前提下，中医学从中国传统文化的母体里走出来，带着历史的轨迹走到今天，充分显示了其自身的价值。所以，中医原创思维模式的研究不单纯是中医的问题、中国的问题，更是整个东方世界的问题、人类思想史上的问题。

---

　　① 王琦. 中医原创思维模式研究的"五个度"［J］. 天津中医药，2012，29（2）：109-111.（国家重点基础研究发展计划——"973"计划，"中医原创思维与健康状态辨识方法体系研究"资助项目 No. 2011CB505400）

关于中医原创思维模式的研究，有"五个度"要把握。

1. 紧迫度

今天我们应该清醒地认识到我们的公认度有问题，中医学虽然是一个伟大的宝库，但是近百年来社会各界对她的质疑之声却从未间断，形成了中医人的紧迫感。也有临床家指出，中医临床实践需要中医理论的指导，但做理论的我们，又给了临床什么理论？理论是用来引领实践的，所以我们要坐得住，我们需要有一个思想的积淀，以及静下心来再次扛起的过程。临床疗效研究方法问题，最主要的是理论的问题。我们中医人自己要把理论问题解决好，首先思维方式要解决好！所以，第一个问题是紧迫度。

2. 难度

研究的难度在哪里？原创思维的研究，过去都是一个散发性而不是一个整合性的研究。从散发的研究到整合性的研究，这是第一次，难度会很大。中医原创思维模式的研究涉及方法论的问题、认识论的问题、哲学基础的问题、文化背景的问题、逻辑起点的问题、生成模式的问题等，这是一个历经了2500年需要我们去追溯和总结的问题，并且又需要在形式逻辑的大背景下来进行研究，所以非常的有难度。那么在这样一个前提下，我们中医是解构、重构，还是在继承的基础上进行发扬？在香山科学会议上，大多数专家都认为是在继承的基础上进行发扬，既不是解构，也不是重构，更不是凤凰涅槃。凤凰500年涅槃一次，投身于熊熊烈火中自焚，烧出一个新的生命，中医发展不是凤凰涅槃，它烧不出一个新凤凰，这风险太大了，因为那样的话，凤凰很可能死掉。

3. 向度

中医应该往哪儿走？这就涉及一个回归的问题。回归到2500年去吗？那肯定不是我们研究的目的，而是应该走向新的2500年。那怎么走，方向又是什么？从现实来说，我们得先把自身的思维模式研究明白，这是第一步。如果思维模式不清楚，科研、医疗、教学等问题都难以解决。所以，当前的首要任务是要解决中医的理论问题，理论形态是什么，内涵是什么，生成是什么，科学价值是什么等。我们的回归，就是要把握自身特色。假如中医思维都变成形式逻辑了，那已经不是中医了。如果把中医的顿悟、直觉都抹去了，那么中医的光彩，中医的生命力也就随之瓦裂了。此外，我们要回到一个什么程度，我们从什么层面上来把握研究方向。李政道先生说：生命是宏观的，但21世纪的文明是微观的，用微观层次的规律不能解释宏观的现象，因为两个层次之间的差异，是由自组织机制所造成的。中医是宏观层次的规律，是不同于西方的宏观层次，如苗东升先生报告说的：中医要走向系统思维，走向非线性思维，走向意会思维，走向自组织与他组织相结合的思维方式。这就是我们要把握的向度。

4. 自信度

我们中医自身有没有自信度？我们的自信度在哪里？大家想一想，哪一个传统医学有这样一个历史悠久的2500年的跨度？哪一个传统医学能被130多个国家所运用？没有。为什么中医可以？是因为他博大精深的理论存在。不要说我们理论说不清，我们理论是说得清的，我们就叫做气血阴阳，阴阳气血，难道非得要细胞、基因、蛋白、夸克、因子、粒子才说得清吗？这就是我们的语言系统，我们自身的理论架构。那么，我们中医的实践架构对世界的贡献又是什么呢？汤川秀树为什么能够发明"场"的中介理论而获得诺贝尔奖？是因为他读了《庄子·应帝王》的故事。法国科学家波尔，他获得诺贝尔奖时就用中国的八卦作为勋章。所以我们要有自信度。

5. 贡献度

我们贡献了什么？是贡献一个实验室，还是贡献出一个理论成果？关于贡献度，大家比较一致的看法有两个：一个是对自身理论的提升。我们一直研究，结果连中医自身理论都不能提升，都不能前移，更别说跨越，这还有什么意义？！二是对临床实践的贡献。对临床实践又有什么指导意义？如果我们把这两个贡献度都做到了，我觉得我们就达到了目的。此外，我们每个人都要有独立的学术精神，学术的碰撞是一个学术研讨的方法，但是如果一个人没有独立的思考，就会失去自我的自觉和主体，就会没有新意。一个人是这样，一门学科是这样，一个民族是这样，一个国家也是这样，中医原创思维模式的研究更是这样。任何一位学者，如果总是附庸于别人，就很难有所成就。所以，我们一定要做到把握贡献度。

中医原创思维模式的研究是关于思维的，所以就要解决怎么研究思维的问题。思维研究的内容包含思维的要素，思维的结构，思维的运动机制和流程以及思维所形成的规律。不管怎么研究，都必须符合思维这个环节，没有这个环节是不行的。我们研究的生命问题如物质、信息、规律、能量等都必须纳入到思维的范畴中。当然，会议中有些专家还提出功能、技术、方法的问题。如信息采集技术，采集技术不精确导致信息失真，认知就受到了局限；有的专家报告的健康测量技术，这些都是应用的问题。另外，一些不同意见以及讨论得比较激烈的问题，比如象思维与逻辑思维的关系问题，象思维的地位和作用问题，象的范畴问题以及在中医原创思维模式中有没有"神"的问题等，都被提及。关于原创思维的问题还有：什么叫原创思维？比如有人提出来就是自然原始的创造，可以从自然、文化、实践三方面来探讨它的原创性。我们要知道，单一的思维方式不能解释复杂的思维现象，单一的认知途径不能建立思维的理论模型，所以我们要从理论上，多角度来认识这个问题，要建立思维的理论框架，不能用单一的认知途径。

那么，我们应该怎么来看待这些问题呢？不同的理论背景，决定了不同的观察所得。不同的思维方式，也决定了对思维的看法、路径以及层次的不同。同样一个事物，切入点不同，它得出来的结论也会不同，有时甚至相反。那么，这种不同或者相反的结论，是对还是错呢？其实，没有对错，不过是认知的不同罢了。我们应该把这个认知的不同，作为我们研究、思考的一个重点。事实上，我们在研究一些问题时，可以做一些马上就能做到的事情。比如，我们对"象"的讨论比较多。就"象"的种类和结构的问题，"象"有多少种类？它有没有结构问题？就"象"的信息与采集的问题，"象"是个信息，它有信息的成分，那么应该怎么采集这些"象"？"象"的识别与储存的问题，那怎么识别？辨"象"的过程、辨"象"的分类、辨"象"的层次，这些问题我们都可以在一个比较短的时间内来进行探索并得出结果。所以，我们应该怎么看待各种不同意见呢？我们要求的是什么？是独立之思想，自由之精神。对于此，大家都认识到了文化的多元性，但是科学的多元性呢？现在普遍都认为只有一种科学的形态，那么，形式逻辑是不是唯一的一种逻辑形式？是不是最高的认知形式？现在人们的主流意识仍然是用一元的、"科学的标准"来对照中医学的思维方式。然而，生活的多元性本身就决定了科学的多元性！大家知道，文化的多元性是指人类的认识在文化层面的理解，那么，由人们生活的多元性所决定的科学的多元性是不是更应该注意呢？"横看成岭侧成峰，远近高低各不同"，我们应该如何来理解这句诗呢？是不要求同！和而不同，这是一个很高的境界。我们希望的是知识的碰撞、积累以及这些信息带给我们的思考。任何事情要去探索，都要有一个主体性，中医学要走一条卓然自立的主体性的道路。我们不必总是卑微，我们要昂起头，走向我们的未来。"道经千载更光辉"，这是我们坚信的一个道理。中医学用2500年的历史告诉我们，这是一门科学的、存在着自身内涵和价值的、不容置疑的科学，所需要的是我们如何在当代的背景下，在现代的语境下，更好地诠释她，弘扬她，发展她。

二、中医原创思维研究的目标与方法

1. 研究目标

任何一项研究首先需要确立明确的研究目标作为导向。中医原创思维研究，应阐明中医原创思维的概念、范畴、科学价值、文化背景、哲学基础、原创思维表现形式的一般规律，以及揭示在此基础上形成的原创思维模式的要素、内涵、表达、特点及其在中医认识过程中的作用；通过中西医思维方式的比较研究，正确认识和分析二者的差异性，比较辨明二者的认识路线，为中西医思维的发展提供有益的借鉴；客观、理性的认识和看待中医原创思维不足的一面，为今后的健康发展提供新思路和新前景。

因此，需要对中医学历代文献进行梳理、分类、汇总，并对中医学专家学术经验进行归纳分析，在哲学、思维科学的指导下，提炼中医思维方法的特点。首先以中国文化和哲学体系为基础，研究中医原创思维的方法体系、文化与哲学根源、科学内涵。其次，基于中医原创思维和认知方法充分吸收现代科学思维和认知的优秀成果，系统整理总结中医原创思维的方法体系，从而揭示中医认识生命、健康和疾病的认识论、方法论及其科学内涵，进而研究和阐明中医健康状态的认知理论，由此建立适合于中国人的中医健康辨识方法。

应用中医原创思维展开对中医学的具体研究。在中医原创思维模式的指导下研究中医家是自觉运用原创思维模式，阐明以中医原创思维模式及方法，总结其在中医理论构建和临床实践中的运用规律与法则，为中医研究和中医临床诊治提供最佳思维方法和路径，完成当前中医科研、临床、教学实践对中医原创思维的应用现状调研，开展中医原创思维模式及方法的科学诠释，为未来中医学发展提供参考；并由此形成中医学独特的自然观、生命观、健康观与养生防治的知识体系，探索一个符合中国人的健康标准。

从中医理论原创思维认知方法学的视角，解析中医原创思维的形成及发展过程，从而得出中医认识生命、疾病的本质和中医认识生命、疾病的本质方法。

2. 研究方法

（1）基于中华传统哲学文化思想的原创思维方法的整理与总结。

以中国文化和哲学思想为切入点，对儒家、道家、佛家等诸子百家的经典如《周易》、《尚书》、《道德经》、《庄子》等典籍，以及中国传统文化艺术中有关思维方法内容进行系统搜集、分类鉴别、汇总整理，并予以信息化和数据化处理，从而阐释中医以象数、形神、气为模型要素的原创思维的渊源、形成过程与发展规律。

（2）基于古代中医文献（如医案、医话等）以及当代名老中医学术经验的中医思维方法的整理与挖掘。

通过对中医古代文献，特别是中医医案作梳理汇总，并对一些国医大师或国家级名老中医进行田野式随诊、随访，总结中医理论思维和中医临床思维方法，将研究中医文献、中医专家思维内容等作为一个集体，探讨中医思维的有序规律。

（3）基于整体论的中医学思维方法与基于还原论的西医学思维方法特征比较研究。

对中、西医学两种思维方式形成的背景，如社会形态、社会生产方式、科学技术水平以及语言结构、民族心理、道德观念等进行比较研究，探讨两种思维方法的哲学、文化渊源；对中西医学代表性人物、代表性著作进行比较，归纳两种思维方法的特点、各自的优点和不足，从而凸显中医学以"象"为代表的思维方法所蕴含的整体、动态、关联、体悟、最优化、模型化等方法论特征。

（4）采用系统科学方法集成中医原创思维方法体系。

对中医以"象"为代表的整体思维方法与基于系统科学的系统思维方法进行比较，从系统科学、系统思维角度对比阐述以"象"为代表的整体思维方法，分析中医思维方法的不足；按照"唯象思维"的观点和"从定性到定量"的综合集成方法思路，通过科学理论验证，总结中医以意象为主兼容物象、以形象为主兼容抽象、以气象为主兼容体象的原创思维方法体系；为中医由"象""形"兼容整体思维到"象""量"结合系统思维的升华提供理论依据。

第四讲　中医原创思维模式的内涵

中医原创思维是在中国传统文化的特定历史条件下形成的，是古代医家基于自身知识构架，对人体生命现象不断探索、不断思考、不断求故明理，而逐渐形成的思维模式。中医原创思维的核心内涵散在浩瀚的文化典籍当中，本课题组在承担国家"973"计划"中医原创思维与健康状态辨识方法体系研究"项目过程中，通过对几千年中医学发展史的溯源，经过文献整理、体会总结、书面征求意见、电话咨询、网络讨论、专家走访、组织会议等多种途径，并运用文献学、发生学、思维科学、比较学等方法，对中医学发展史进行深入研究，提出中医原创思维是以"取象运数，形神一体，气为一元"的整体思维模式，即中医学的"象数观-形神观-一元观"，其是在哲学指导、文化蕴育、实践升华的基础上形成的，并以此形成了独特的自然观、生命观、健康观与养生防治的认知体系，共同构成了中医理论的核心内涵，可以通过实践与实验得到验证（图4-1）。

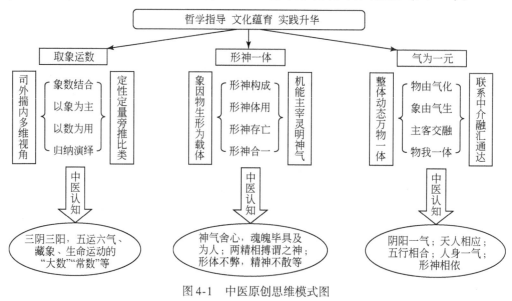

图 4-1　中医原创思维模式图

一、取象运数的象数观①

取象运数就是指象数思维，象数思维是运用带有直观、形象、感性的图像、符号、数字等象数工具来揭示认知世界的规律，通过类比、象征等手段把握认知世界的联系，

---

① 王琦. 取象运数的象数观［J］. 中华中医药杂志，2012，27（2）：410-411. （国家重点基础研究发展计划——"973"计划，"中医原创思维与健康状态辨识方法体系研究"资助项目 No. 2011CB505400）

从而构建宇宙统一模式的思维方式，是象思维和数思维的合称[1]。

1. 象思维

"象"在中国传统文化中，主要有物象和意象两层意思，是事物表达于外的客观现象以及主观感知的体悟。如《圣济经》有言为"见乃谓之象，物生而可见是谓有象"，《周易·系辞上》也记有"圣人立象以尽意"；但作为动词义的"象"，又可指取象、象征、比拟。如《周易·系辞》谓："夫象，圣人有以见天下之赜，而拟诸其形容，象其物宜，是故谓之象。"在此，"象"是以描述性、解释性的手段和中介来探赜宇宙万物，既有历时性又有共时性的解读方式，展现出一种非线性地、关系性地反映事物运动变化的信息与状态；故而，《周易》一书就蕴含着"易者，象也"之说。脱胎于中华传统文化的中医学也正是在利用"象"进行思维的过程，演绎出从直观所见的感性素材的初始思维阶段，由所见实物到象征系统，经过复杂多样的思维方式，呈现了研究对象的层次性，如有形之物象，思维之意象，援物比类之象，人与自然关系的应时之象等，象因物生，象以类比，寓物以意，这些从不同角度展现"象"思维的丰富性、生动性。

取象思维贯穿于中医学实践的整个过程中，是古代医学获取知识、经验的重要方法。取象，不仅要取人体的外在形象、征象，还通过获取天地之中的天象、地象、物象等某些运动规律，由表知里，领悟人体生命活动的内在生理病理之象。因此，中医取象的思维过程分为三个阶段：活体取象–取象测藏–据象类推。活体取象强调观物取象是取生命态的活体之象，它是中医理论思维的起点，它的思维不脱离具体的感知活动，如《素问·六节藏象论》有"藏象何如？岐伯曰：心者，生之本，神之变也，其华在面，其充在血脉……"。所谓"象"，即可直接感知的事物外部形态，如王冰注云："象，谓所见于外，可阅者也。"当认识主体在获得"象"的信息后，在"有诸内必形于外"思想的影响下，司外揣内，推测内在脏腑机能的变化，如《素问·评热病论》言："视其外应，以知其内脏，则知所病矣"；通过援物类比、象征方式演绎推理，以"象"悟"类"，从而把握对象的世界联系，同时带有对未知的预测性，如《素问·五脏生成论》提出："五脏之象，可以类推。"取五脏之象，以五行分类，推导其规律，这是中医学具有的创造性思维。

象思维是中医的根本特色，是中医人在诊疗过程中不可或缺的认知方式。中医象思维内涵极其丰富，包含有脉象（如弦浮沉滑洪细等）、舌象（如舌质–淡、红，舌苔–白、黄、腻）、面象（如脸色–晦暗、萎黄等）、体象（如寒–发抖、手足冰冷等反映寒象，热–痤疮、眼涩等反映热象，虚–自汗、手脚心热等反映阴虚象，实–面垢油光等反映实象）、腹象（如腹满、腹胀、腹痛，饮食或饮水时得热则缓的腹寒象，喜恶按的腹虚实象）、脏腑之象（居于内而形于外，如心主血、主汗、主笑、藏神、开窍于舌、其华在面）、经络之象（手足三阴阳经解释人体部位之病象）、气血之象（如充足、虚弱）、津液之象（如充足、亏虚）等有形的象思维，以及阴阳之象（用阴阳解释人体的寒热虚实升降等表现）、五行之象（以五行之特性及其生克关系说明五脏之功能。如木性生发条达，肝性喜条达）等无形的象思维。这些象思维都是中医人在漫长的临床实践过程中积累起来的，成为中医文化的灵魂。

2. 数思维

"数"包括定量之数和定性之数。"数"在测量中产生，指数目、数量，也指计算；

"数"还有"自然之理"、"易数"、"方术"等含义，这是一种特殊的"象"，如天地生成数、九宫数、河图数、洛书数等。前人在生产实践中发现，自然界的事物都有一种数量的规定，事物之间也有一种数量的关系。如《管子·七法》言："刚柔也、轻重也、大小也、实虚也、远近也、多少也，谓之计数。"这里的"数"既涉及数量关系，又包含空间关系。《吕氏春秋·贵当》言："性者，万事之本也，不可长，不可短，因其固然而然之，此天地之数也。"则被认为是天地间的自然规律。数思维就是运数思维，是运用"数"进行比类、象征。"引而伸之，触类而长之，天下之能事毕矣"（《周易·系辞上》），指的是运数比类可以推尽天下之事。李树菁先生在《自然科学第三次浪潮条条道路通象数》的文章里说：自然科学发展从先秦迄今，共分三个大阶段，亦称之为自然科学发展的三次浪潮。第一次浪潮以象数相结合的《周易》整体观为代表。第二次浪潮，以伽利略、牛顿、爱因斯坦为代表，以仪器观察数据为特征，在此阶段，科学部门越分越细……面临复杂的科学问题无能为力。第三次浪潮以60年代的系统科学为开端，相继出现耗散结构理论、混沌理论……都与系统科学《周易》象数观念有许多共同观点[2]。

运数思维是中医学另一种重要的思维方式。中医学对人体组织器官的实际测量之数、脉数、呼吸之数、血气运行度数等，还有阴阳五行、五脏六腑、六淫七情、三部九侯、灵龟八法等，都给了"数"的规定，这些都是运数思维的体现。如《素问·上古天真论》曰："女子七岁，肾气盛，齿更发长；二七而天癸至，任脉通，太冲脉盛，月事以时下，故有子……七七，任脉虚，太冲脉衰少，故形坏而无子也；丈夫八岁，肾气实，发长齿更……七八，肝气衰，筋不能动天癸竭，精少，肾脏衰，形体皆极，则齿发去"。说明了人的生长、发育和衰老与"数"有着密切的关系。《素问·三部九侯论》"天地之至数，始于一，终于九焉"。《素问·阴阳离合论》曰："阴阳者，数之可十，推之可百，数之可千，推之可万"，即用"数"进行比类的体现。中医学在进行"数"的规定时，亦形成了"倚数-极数-逆数"的思维过程，也就是认为可以凭借数学方法去观察事物，这是度量事物数的依据（倚数），穷尽数的变化规律从而测定万物之形象、认识万物的本质（极数），而要预测未来的事物就必须反推其数（逆数）。

中医数思维与象思维几乎相匹配，更多意义上是象的"显现"，能够以相对数量化或程度化的形式表达出来。中医对数思维的临床经验也是相当丰富的，像脉象之数的脉动至数（如一息五至之数至）、面象之数（如面颊范围大小）、体象之数（如疤痕数量、毛发多少等）和呼吸至数、睡眠时间、大小便次数等有形可见或可算的成分，以及预测之数（预测病势、病情的发展与转归）、推演之数（如以"我生、生我、我克、克我"的生克乘侮对已病的推演病症，以五运六气对未病或已病的推演）、时间之数（如发病的连续性或间断性、病程长短、月经周期）、程度之数（如痛疼、怕风、怕冷、皮损、瘙痒等）、生命周期之数（如男八女七的生命周期）等无形可推的成分，都可以数的形式运用于临床实践过程中。

3. 象、数思维关系及其应用

象数思维是中国传统文化特有的思维方式，前人认为象和数是事物的基本属性，故认识事物皆从象数入手。《左传·僖公十五年》载韩简："物生而后有象，象而后有滋，滋而后有数"，表达了以象为主论述事物的有序性，而物质世界必然有"数"，万物皆有定数，《类经》谓："数者气数也，气者气候也，既有其气，必有其数，物各有其数，物各有气，各有其数。"故"象"中有"数"，"数"中有"象"，象、数密不可分，以象为主，以数为用，体现出有机论的数学观理念。《灵枢·根结》言："阴道偶，阳道奇"，《素问·上古天真论》谓："法于阴阳，和以术数"，体现了象数结合，成为医学的理论工具。中医学以阳奇阴偶之数相配，论述人体生命现象的生成之数，并推导五脏补泻特征。

中医学以象数构建中医理论，三阴三阳、五运六气、藏象、经络穴位、解剖生理等与象数皆有深刻联系。《黄帝内经》有"数与形"的原始数学思想，有生命运动的"大数"、"常数"等定量思想，以及对色、脉变化数量的揣度。"数"不仅有数字、可测、量化的含义，还有可预测、推算的含义，如对人的生命、寿限、"命数"等，对数的运用包括符号、形象和数字等。如"东方、肝、木，其数八；南方、心、火，其数七；中央、脾、土，其数五；西方、肺、金，其数九；北方、肾、水，其数六"（《素问·金匮真言论》）。

取象运数的象数观是中医原创思维模式的要素之一，反映了中医思维主体（医者）在认识的起始阶段，运用"象数"作为认识的手段和工具，观察认识客体的基本属性，达到主客一体、物我交融的思维境界，使认识过程能以简驭繁，保存客体现象的丰富性和完整性，并囊括人体生理、病理情况下的全部变量、参数和要素，使中医理论思维呈现思维的整体动态观的结构图式和运行模式，显示从宏观上把握事物的智慧，使中医学术形成自身的特质和理论体系。

中医取象运数思维主要方法是司外揣内的思维方法。譬如，取人体实热之象有身热、面红（目赤）、烦躁、疮疡、口渴饮冷，以及舌苔红黄而干，脉大（数），大便秘结、小便短赤等，还表现为精神紧张、遇事兴奋，甚至发狂，有时烦躁易怒等；虚热之象有阴液亏虚、病久势缓为主，多为低热、五心烦热、盗汗，大便秘结，舌红少苔（少津），脉细数，也表现为心烦不眠等。古代医案记载颇多，如《张氏医通·寒热门》就记有"凡暴热不止，脉滑数或洪盛，皆为实热。宜随表里孰轻孰重而清理之"。《证治汇补·阴虚发热》有言："有劳心好色，内伤真阴，阴血既伤，阳气独盛，发热不止，向晚更甚，或饮食如常，头胀时作，脉洪数无力，视其舌大而色赤者，阴虚也。"其是指阳虚虚热证因阳气虚衰而致格阳、戴阳证的真寒假热症象。又《石室秘录·热症门》卷六："发狂如见鬼状者，实热也；热病不知人者，虚热也。实热宜泻火，虚热宜清火。"这是对热象，包含有实热和虚热的取象过程，并给以一种合理的判断。

二、形神一体的形神观①

"形神"概念既是一对重要的哲学范畴，也是中医学生命观中的基本范畴，是中国古代哲学文化背景下对生命和谐延续的描述，二者的关系是一种重要的哲学思考。荀子认为，形是神的物质基础，神依赖于形，有了形体才会产生心理活动，提出了"形具而神生"的光辉论点。《淮南子》在形神问题上提出"神主形从"说，认为神是形之君，形

① 王琦.形神一体的形神观［J］.中华中医药杂志，2012，27（3）：652-654.（国家重点基础研究发展计划——"973"计划，"中医原创思维与健康状态辨识方法体系研究"资助项目 No. 2011CB505400）

是受神主宰的，其全面体现了形和神的辩证统一，形神相须，形神一体，不可分离。

1. 形

形指事物之形体、形状、形质、形器、形象。"形"概念的形成受先秦时期"形名"理论的影响，其认为任何客观事物（形体）都有其一定存在方式（形），人们对形和器的主观把握称作名。《管子》曰："物固有形，形固有名"。形名理论显赫于战国、秦、汉时期，许多思想家用来探讨自然和社会认知。《易经·系辞》云："形而上者谓之道，形而下者谓之器"，人类认识世界的观点，就是器和道，而"形"是对"道"、"器"这二者认识的思维过程。王夫之论证了"道"对于"器"的依存性，得出了"据器而道存，离器而道毁"的结论。中医学理论体系的确立也受到"形名"理论的影响。其一，认为人体是由具体形质结构构成的。如《灵枢·经水》："若夫八尺之士，皮肉在此，外可度量切循而得之，其死可解剖而视之。其脏之坚脆，腑之大小，谷之多少，脉之长短，血之清浊，气之多少……皆有大数"，说明人体具有一定的空间结构，不是单纯的功能状态的存在，而是一个实实在在的个体，而不是单纯的动态功能状态的存在，其有大小、硬度、颜色，可视亦可及。《灵枢·本脏》亦云："五脏者，固有小大、高下、坚脆、端正、偏倾者，六腑亦有小大、长短、厚薄、结直、缓急。"前人对形体、骨铭、血脉、筋膜等均有度量，其有大小、硬度、颜色。可视亦可及，说明人体是由具体的形态结构构成的。其二，"形"是对人体组织结构如五脏六腑、五官九窍、四肢百骸等有"形"躯体的抽象和概括。如"论理人形，列别脏腑"（《素问·阴阳应象大论》）、"人生有形，不离阴阳"（《素问·宝命全形论》）等都是对人体形质结构的抽象。其三，生命功能活动有赖于"形"的存在。"形"是功能活动的载体。如"升降出入，无器不有。器散则分之，生化息矣"（《素问·六微旨大论》），器指有形之体，生化则是人体气机的功能作用，气机的生化功能离不开有形之体。可见，形既指实体结构的客观存在，亦是对其进行的总结和概括，更是功能活动的载体。此外，前人在疾病的认识上亦重视形质的改变，如鹤膝风、瘿病、瘘、疝等，则反映外部形态结构的改变；而肺痈、肠痈、臌胀、血臌等病名则反映其脏器损伤。因此，无论在生理还是在病理上，中医都十分强调形质结构存在的重要性。

中医在诊疗过程中不是不重视形体的状态，即身体传递出来的生命现象、生命信息，也可被称为中医辨体。中医的"形"包括有容貌（气色）、形体（高矮胖瘦）、舌形（如老嫩、胖瘦、齿痕、肿胀、点刺、裂纹、脱落、地图舌、镜面舌、舌的大小长短）、面形（如面瘫、唇裂、眼睛斜视，长斑、青春痘等）、脏腑（四诊合参。如肝-筋-爪-目-怒-呼-魂-青）、官窍（如眼干、鼻痒、耳鸣）、四肢（如手脚湿疹、肢端性皮炎、指甲凸凹）、体位（功能活动的载体，如气之升降出入的场所、乳房浮肿、腰疼如折）、血津液精（充盈、不足）等等。这些形的内容都为中医的诊疗提供不少的信息量，故而也成为中医思维模式的内涵之一。

2. 神

神的含义广泛，有自然规律、变化莫测、神采气色、聪明智慧、巧妙高明、精神活动、意识思维等意思。如《周易·系辞》言："阴阳不测之谓神"，徐灏说："天地生万物，物有主之者曰神。""神"概念内涵十分广泛，但作为"形神一体"的"神"主要指生命活动的一切表现、灵明神气及思维活动。如《灵枢·小针解》曰："神者，正气也"，将正气称为神，《素问遗篇·刺法论》曰："神失位，使神采不圆"指神采、气色；《素问·灵兰秘典论》曰："心者，君主之官，神明出焉。"指的是主宰人体生命活动的灵明微妙的神气。"神"亦是中医学思维与认知的重要方法。如《灵枢·五色》言："积神于心，以知往今"，《素问·八正神明论》言："神乎神，耳不闻，目明心开而志先，慧然独悟，口弗能言，俱视独见，适若昏，昭然独明，若风吹云，故曰神。"这是一种听不见的，心灵的妙悟，是摆脱了感性、概念的一种思维状态和清楚明了的境界。此外，人的精神思维活动非常复杂，形式多样，如《灵枢·本神》言："所以任物者谓之心，心有所忆谓之意，意之所存谓之志，因志而存变谓之思，因思而远慕谓之虑，因虑而处物谓之智。"用意、志、思、虑、智对思维活动的回忆、记忆、思考、想象、判断等进行了概括，并作了区别论述，认为这些思维活动都是在"心"的基础上产生的，是"神"的具体表现。

"神"在中医中受重视的程度是相当高的，其是一个有生命意义个体存在的前提。中医诊疗的是病的人，更大程度上，指有着"神"的病人，而不是仅仅有着细胞组织的人的病变。从宽泛意义上说，神指的是一个人的生命现象（如神怯、神旺、失神、神衰），甚至智力（思维正常、思维不正常，如五迟、五软等）；从某个方面而言，神是指随时显现出来的精神活动（指喜、怒、忧、思、悲、恐、惊七种情志活动解释机体变化，如怒伤肝）以及性情（暴躁、易怒、生闷气、易发火），又可指眼神（有神、无神、失神）等。神是医家判断一个病人的软指标，常常与心理疾病诊疗相结合，这是体现中医学的一大特色之处。

3. 形神一体

中国古代哲学认为，形神合一，形与神不可分离。《管子》四篇对形神一体思想的产生和发展有着启蒙的重大意义。《管子·内业》云："一物能化谓之神，一事能变谓之智。化不易气，变不易智。"这里的"气"是一种能够完成思维功能活动的物质基础。《管子·内业》："思之思之，又重思之，思之而不通，鬼神将通之，非鬼神之力，精气之极也。"这样将有思维功能活动的无形的精气——"神"与脏腑器官等有形有象之躯——"形"合而不分[3]，范缜亦指出形与神"名殊而体一"（《神灭论》）。世界是物质的，生命是物质长期演化的结果，组成生命的"形"和"神"亦都具有物质性，二者在此基础上达到高度协调，形成统一的生命体，其具体表现在形神构成、形神体用、形神存亡的三个方面，共同构成形神一体观。

形神构成：人体是形和神的统一体。如《老子》称人为"神器"，即生命由"神"和"器"二者构成。《墨子·经上》云："生，刑（形）与知处也。"认为人的生命现象是形体与知觉相结合的产物。中医学亦认为人体是由形和神构成的，如《灵枢·天年》云："血气已和，营卫已通，五脏已成，神气舍心，魂魄毕具乃成为人。"《素问·上古天真论》指出："故能形与神俱，而尽终其天年，度百岁乃去。"生动地刻画了人的形体和精神思维活动是一个统一的整体。

形神体用：形与神关系至为密切，形只有在神的主宰下才有一切生命现象的产生，神必须依附于形才能完成所有生命功能。如荀子指出"形具而神生"（《荀子·天论》），强调神对形的依赖关系。中医学亦认为形神二者不可分割，形是产生生命活动的前提条件，"故生之来谓之精，两精相搏谓之神"（《灵枢·本神》）、"五脏者，所以藏精神血气魂魄者也"（《灵枢·本藏》），而神是生命活动的主宰，故曰："心者，君主之官也，神明出焉……主明则下安"（《素问·灵兰秘典论》）。神是形的生命体现，形是神存在的载体。形与神二者关系至为密切，不可分离，故《灵枢·九针十二原》曰："粗守形，上守神"，张介宾亦言："形者神之体，神者形之用"（《类经·针刺类》）。

形神存亡：没有脱离形的神，也没有脱离神的形。形体存在，精神方存在，形体衰亡，精神亦毁灭。《史记·太史公自序》曰："神大用则竭，形大劳则弊，形神离则死……由是观之，神者生之本也，形者生之具也。"强调了身心、形体与精神的统一。范缜在《神灭论》中开宗明义指出："神即形也，形即神也。是形存即神存，形谢则神灭也。"说明形体是精神存在的基础，形亡则神灭。中医学认为神对形具有依附性，神不能离开形体而独立存在，只有依附于形体才能产生正常的思维功能。如《素问·上古天真论》言："形体不弊，精神不散"，《素问·八正神明论》云："故养神者，必知形之肥瘦，营卫血气之盛衰。"反之，神对形体亦具有主宰的作用，若神失内守，最终亦会出现"形乃大伤"的局面。如《灵枢·天年》云："百岁，五脏皆虚，神气皆去，形骸独居而终矣。"《类经·针刺类》云："无神则形不可活"、"神去离形谓之死"。其对生命起始与终结均强调形神的并存并亡。

思维活动包括思维主体、思维客体和思维工具。形神一体的形神观是中医原创思维模式的要素之一，思维认识的主体通过获取客体的信息进而认识客体，而作为思维对象的客体的人，中医学认为是形神相谐相依的统一体。形神一体的形神观反映了中医学的整体观念，对中医学的诊断、治疗、预后、养生康复以及对心身医学的发展等均具有重要的临床意义和现代价值。

三、气为一元的一元观[①]

在中医学中，一元指的是"气"，即气一元论。所谓气一元论，是指以气作为宇宙万物之本原的一种古代哲学思想，在这种思想体系中，气是哲学、医学乃至整个民族传统文化最基本、最独特、最高的范畴，是古代圣贤认识客观世界的独特见解，是中医理论与中国古代哲学的本质结合点，在中国传统文化中具有十分重要地位。在中医原创思维理论中，生命活动的物质性和功能性在气这一范畴中达到了完满的结合与统一。

（一）气一元论的产生与演变

"气一元论"的产生也经历了一个萌芽、演变、发展和完善的过程。"气一元论"滥觞于先秦时期，老子《道德经》言："道生一，一生二，二生三，三生万物，万物负阴而抱阳，冲气以为和"认为承载万物的"气"是由"道"而生，促使了"气一元论"的产

———————
① 王琦. 气为一元的一元观 [J]. 中华中医药杂志，2012，27（4）：42-43.（国家重点基础研究发展计划——"973"计划，"中医原创思维与健康状态辨识方法体系研究"资助项目 No. 2011CB505400）

生。管子在继承前人的基础上，提出"气者，身之充也"（《管子·内业》），明确指出气是构成人体不可缺少的生命基础，初步形成了"气一元论"的理论雏形。东汉的王充，宋明时期的张载、罗钦顺、王廷相等对"气"均做了论述，大大推动了"气一元论"的发展。明清之际的王夫之最早明确提出"气一元论"，如《正蒙·太和》"太虚无形，气之本体，其聚其散，变化之客形尔"、《正蒙·乾称》"凡可状皆有也，凡有皆象也。"对气的内涵及特性等做了充分的阐述，将"气一元论"发展到成熟而完善的地步。

（二）气一元论的主要内容

1. 气是构成天地万物的本原

在中国古代哲学中，"气"是构成世界的物质本原，是天地万物最原始、最精微的物质基础。《庄子·知北游》言："通天下一气耳"，东汉·王充谓："天地合气，万物自生"（《论衡·自然》）何休则认为元气为天地万物的最初本原："元者，气也。无形以起，有形以分，造起天地，天地之始也。"（《公羊传解诂》）可见宇宙万物都是来源于气。中医在道家精气学说的基础上，构建了中医气学理论。如《素问·天元纪大论》言："太虚寥廓，肇基化元，万物资始，五运终天，布气真灵，揔统坤元。"、"本乎天者，天之气也。本乎地者，地之气也。天地合气，六节分而万物化生矣"（《素问·至真要大论》）气是一种极精微的的物质，是世界的本原，是构成天地万物的最基本元素，体现了气为宇宙万物的本原这一基本观念。"天地合气，命之曰人。"（《素问·宝命全形论》）人类是自然界的产物，作为认识主体的人实际上也是由天地之气所生，由气充塞其中而形成。如《灵枢·决气》言："余闻人有精、气、血、津液、脉，余意以为一气耳"，说明气是生命的本原，是构成生命的基本物质。在中医学中，"气"概念的使用非常普遍，有"原气"、"卫气"、"营气"、"宗气"、"精气"、"水谷之气"等。

2. 气是宇宙万物运动的根本属性

气弥漫于整个宇宙时空，是运动着的天地万物最精微的物质。运动是物质的根本属性。气或动静、聚散，或氤氲、清浊，或升降、屈伸，使宇宙处于不停的运动变化之中，如北宋·张载言"太虚无形，气之本体；其聚其散，变化之客形尔。"（《正蒙·太和》）气为宇宙之本体，或聚或散，以运动变化不拘而存在。《素问·六微旨大论》说："是以升降出入，无器不有。""出入废，则神机化灭；升降息，则气立孤危。故非出入，则无以生、长、壮、老、已；非升降，则无以生、长、化、收、藏。"气始终处于运动变化之中，以运动变化作为自己存在的条件或形式，其不仅化生万物，而且万物也因此体现出气的运动变化的属性。气的运动，必然产生各种各样的变化，这些变化，称为气化。由于万物都是由气构成的，故万物之变化，亦皆属气化，如《素问·六微旨大论》说："物之生从乎化，物之极由乎变，变化之相薄，成败之所由也。""成败倚伏生乎动，动而不已，则变作矣。"可见，变化基于气之运动。《素问·五常政大论》则认为："气始而生化，气散而有形，气布而蕃育，气终而象变。"

3. 气是宇宙万物之间联系的中介

中国古代哲学认为，宇宙万物之间的相互联系和相互作用，源于它们之间的相互感应，而作为万物本原之气充塞于宇宙万物之中，使它们之间相互贯通，相互影响，处于和谐有序的运动之中，从而产生一定的联系。如《鹖冠子·环流》言："万物相加而为胜败，莫不发于气。"《吕氏春秋·召类》说："类同则召，气同则合，声比则应。"正因为气作为天地万物之间的中介，把天地和万物联系起来，使之成为一个整体，人也是这个整体中的一部分。因此，人和天地万物的变化往往是相通的，如在认识人体与外界环境，认为人与天地万物的变化息息相通，与自然界的大气的运动及其气候的变化时时相应，故"人以天地之气生，四时之法成。"（《素问·宝命全形论》）；人体内部相对独立的脏腑组织，通过充斥其间的气相互联系在一起，以及外在信息感应和传递于内脏，内脏的各种信息反映于体表，皆以人体内无形之气来感应传导。《难经·三十七难》言："夫气之所行也，如水之流，不得息也，故阴脉营于五藏，阳脉营于六府，如环无端，莫知其纪，终而复始，其不覆溢。人气内温于藏府，外濡于腠理。"人体经脉之气周流全身，内外表里，融汇通达，毫不止息，"如环之无端"，黄元御《四圣心源》提出的"一气周流"理论亦强调了气的贯通。气是维持协调世界万物的有机联系的中介，客观世界和人体都是通过气的作用而保持动态平衡。

4. 气一元论对中医思维的影响

中国哲学的源头上重视综合直观、直觉体验的本体思想，是一种纳本体体验于认知之中的思维方式，是通过直觉领悟来对人与自然、人自身在不断的运动过程中的相互关系进行把握。气为世界万物的本原、气的物质性、气的运动联系性等气一元论内涵体现了直觉体悟认知思维方式的内在关系，奠定了中国古代哲学和包括中医学在内的古代科学理论思维的基调，是中医理论体系整体观、功能观、运动观特点形成的哲学基础，并以此产生了整体思维、取象思维、变易思维等思维方式，促进了中医理论的构建，对中医临床病因病机的认识、病症的诊断、治则方药等均具有重要的指导意义。

思维活动包含思维主体、思维对象、思维工具三个要素。中医原创思维是"取象运数，形神一体，气为一元"的整体思维模式，它蕴含了思维活动的三个要素，反映了认识的过程，体现了中医认知的特点，从而凸显了它的科学价值。中医原创思维模式是以医者作为思维活动的主体，以象数作为思维工具，进而认识思维对象即作为客体存在的人。它反映了认识过程是起始于现象，深入于事物，寻求于规律，归结于一气，体现了中医学的认识特点——整体论。中医学的整体论是天人合一的，是一个不肢解、不破坏、不干扰的自然态，这个整体是不被破坏的整体，这是中医学最大的特点，集中体现了中国人思维关联性的特征。中医原创思维模式的整体、连续、动态、有序的特征，体现了主客一体，定性定量相结合，天人合一的关系。

中医学是在一定思维模式下建构起来的博大精深的思想理论体系，而这一思维模式——"取象运数，形神一体，气为一元"的中医原创思维模式是对生命进行认知的思维过程，亦是"求理"、"明理"、"循其理"的过程。如取象运数与"明理"关系甚是密切。中医学的取象，就是通过观察表象去理解体内变化的方法，将这些信息融合形成一条完整的信息链，总结出人体生理病理的具体规律，这就是一个"明理"的过程。中医的运数，如三阴三阳、五运六气等也都是通过"求理"揭示出大量生命运动的规律。方克立先生认为："被哲学家和逻辑学家们十分看重的'类'、'故'、'理'等逻辑范畴，是中国古代科学方法论的典型范式……求故明理的逻辑思维在中医原创思维中的作用和地位问题，恐怕不能回避。任何科学研究都以'明理'、'穷理'、'原其理'即揭示事物发展的规律性为重要内容和目标，中医学也不例外。"

中医原创思维模式蕴含了什么科学价值？首先，近400年来还原论一直占据着世界科学的统治地位。如果用还原论的方法来看待整体论，以它的"科学形态"和"科学标准"来看待中医，我们都是落后低下的。但是，中医原创思维模式蕴含了丰富的复杂系统思想的思维方法，展现了人与自然，人体自身整体论的思维图景，它不同于建立在解剖学、生物化学、生理学等人体的还原论医学模式。从复杂科学的角度来看，它不仅是先进的，而且具有引领性的作用。再则，中医原创思维模式是关于生命的哲学，它体现了中国哲学的生命力，印证了哲学的指导意义，印证了哲学与科学的关系，这一点在中医学中体现得非常深刻。最后，从思维科学角度来说，中医原创思维模式可以为当代思维科学提供借鉴和研究范式。如任继愈先生说，中医是中国哲学的重要组成部分，如果没有中医，中国哲学是不完整的。方克立先生亦指出："研究中医思维模式的问题，对我们深入、准确的了解中国哲学的思维方式非常有帮助。"

参 考 文 献

[1] 张其成. 中医哲学基础. 北京：中国中医药出版社，2004：289.
[2] 李树菁. 周易象数通论. 北京：光明日报出版社，2007.
[3] 程雅君. 中医哲学史. 成都：四川出版集团巴蜀书社，2009：386-387.

第五讲　中医原创思维模式的"象数-形神-气"关系与评价

　　"象数-形神-气"的中医原创思维根源于中国传统文化和古代哲学思想，深深影响着中医学的理论构建，是中医原创思维的基本要素。因此，在明确象-形-气各自的本质内涵基础上，从哲学层面上深入研究和探讨象-形-气三者间的关系，对完善和丰富中医原创思维理论具有重要意义。我们认为：象是形和气的外在表现形式；形是生命活动的场所，是"象"和"气"的载体；气是构成宇宙万物的本原，决定象和形质的表达构成，从认识渐次深化的规律来看，三者层递进关系。

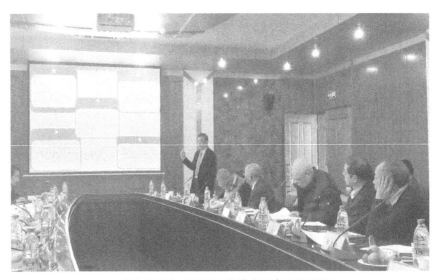

王琦教授对中医原创思维模式要素进行分析

一、"象数-形神-气"的关系[①]

1. 象是形和气的外在表现形式

　　象不仅是形的表现形式，更是"气"内在活动的外在体现。象代表的不仅是客观事物具体形态结构的共性（形），而且代表了物质运动变化的共性（气）。象的实质是气，

---

　　① 王琦. "象数-形神-气"关系探讨 [J]. 中华中医药杂志，2012，27（6）：44-46.（国家重点基础研究发展计划——"973"计划，"中医原创思维与健康状态辨识方法体系研究"资助项目 No. 2011CB505400）

象乃气之流动，象传达的是动态的整体的气机变化的信息，系整体动态机能反应，体现气之动态联系性，是气的外在表现形式。北宋张载："凡可状，皆有也。凡有，皆象也。凡象，皆气也。"（《张子全书·乾称篇第十七》卷三）说明事物现象的实质就是气，有气则有象，气止则象息，气的运动不息可以产生千变万化之象。又南宋朱震："气聚而有见，故谓之象。"（《汉上易传·系辞上》）可见，象一般总是在有形物体内在气机运动变化的过程之中显现出来。一切有形之物，尤其是生命机体，均为生化之宇，气在其中上下周流往复，升降出入，推动其变化，显露出动态之"象"，其一部分聚于形体之表，显示出该物的生化状况、功能特点、内在实质，即为象。如中医的经络就是在人体中不断运动着的气的轨迹，是人体生命活动所表现出的象，非有形实体的存在。《灵枢·营气》中说："营气之道，内谷为宝，谷入于胃，乃传之肺，流溢于中，布散于外；精专者，行于经隧，常营无已，终而复始，是谓天地之纪。"所以，所谓经络的实质即是在人体中不断运动着的气，而气本身就是人体生命运动之象，通过象表达出机体内生命功能活动的信息。

中国传统文化认为，宇宙万物皆由气构成，任何事物的运动变化和发展终皆归结于气的运动变化，即通过气化来沟通各组织器官的连接形成整体，并使人体呈现出生生不息的生命运动过程。这种内在同质性规定了宏观整体的统一性，象思维正好与气一元论相符合，宇宙客观存在统一于一元的气，其运动变化产生统一的阴阳矛盾关系，并衍生五行等各级子系统，所以象思维能把中医学术中的内容联系起来。

2. 形体是生命活动的场所，是"象"和"气"的载体

形气相即，形象相依，形谢则气止，形散则象息。形体是生命活动的场所，是"象"和"气"的载体。《背锦囊》记载："理寓于气，气囿于形，形气虽殊，而其理则一。示人以固形求气，为地理入用之准绳也，形止气蓄，万物生化。""形者，生之具也。"（《史记·太史公自序》）荀子亦提出了"形具而神生"（《荀子·天论》），指出生命形质的物质基础是神产生与依存的载体，形生则神生，形存则神存。《淮南子·精神训》言："夫形者，生之舍也；气者，生之充也；神者，神之制也。"邵雍在《垒极经世书·观物外篇》中言："气者，神之宅也；体者，气之宅也。"指出形、气、神三者之间是一种相互依存、相互为用的关系，形体是神气的宅舍。

任何思维都不是凭空进行的，它必须依附于载体才能运行。同样，自然界万事万物包括生命之神、气亦不能离开形体而独立存在。王夫之言"无其器则无其道"、"尽器则道在其中"（《周易外传》卷五，下同），认为"形而上"的"道"与"形而下"的"器"所标志的一般（共同本质、普遍规律）和个别（具体事物及其特殊规律），两者是"统此一物"的两个方面，是不能分离的。他提出"天下惟器而已矣"，通过论证"道"对于"器"的依存性，提出了"据器而道存，离器而道毁"的论点，肯定宇宙间一切事物都是具体的存在。吴筠在《长生可贵章》说："人死者有形，不亡者有性，圣人不尚形骸，以其为神之宅，性之具也。"其又在《神仙可学章》言："形气者为性之府，形气败，则性无所存。"《抱朴子·至理篇》说："形者，神之宅也。"不仅重视守道、守神，还讲究服气、养形。中医学虽然重视整体动态功能，但关于形体组织结构对人体生命的重要性亦有不少论述。如《素问·上古天真论》言："形体不蔽，精神不散。"说明神气不能离开形体而独立存在，形是神气的载体，只有依附于形体才能产生正常的思维功能。如果没有形体，则表现于外之神即象与人体生命之气就不能存在了。《素问·六微旨大论》说："故器者生化之宇，器散则分之，生化息矣。"器指有形之体，生化则是人体气机的作用，可见气机的生化作用离不开有形之体。人体是一个有机整体，由人体的脏腑经络组织组成，且这些组成部分间都是有机联系，相互协作，内外互应，如肾其华在发，发的质地、色泽和生长状态等可以反映肾中精气充盛与否。五体之皮肉筋骨脉，五华之毛唇爪发面，五官之鼻口目耳舌，也包括五液之涕涎泪唾汗，皆有具体的形态结构，皆可视为五脏之"体象"，这都是五藏精气和机能显露于体表的客观标志。《素问·六节脏象论》说："心者，生之本，神之变也，其华在面，其充在血脉，为阳中之太阳……"在人体自身层面，可见"藏"在体内，而"象"表现于外，"有诸内必形诸外"，是"藏"决定"象"，不同的脏腑有不同的内在功能，同时有与之相应的外在表象。可见，脏腑形体组织结构是"象"呈现于外的载体，"象"是对脏腑组织信息的反映与表达，是内在形质所见于外的表征。

3. 气是构成宇宙万物的本原，决定象和形质的表达构成

气是构成世界万物的本原，物由气化，象由气生，如《管子·内业》言："一物能化谓之神"、"化不易气"，说明事物时常在变，但总离不开气。"气聚而有见，故谓之象"（《汉上易传·系辞上》），"象"为可阅者也，是外在征象，其产生的实质是"气聚"，本原在于气。中医学认为生化之道，以气为本，气在其中上下周流，升降出入，推动其变化，其一部分聚于形体之表，显示出该事物的生化状况、功能特点、内在实质即为象，并通过气反映象的流动与转化，呈现融通之态。象可反观气，气为象之原。整体由部分构成，而整体与部分之间由于气的流变作用，形成有着相类、相通的特征。气的本体论把外部世界看成是一个连续的不可分割的整体，以气范畴为基础的整体思维方式决定了中医学研究的基本路向，气的发现与利用使主客观达到相互交融。由此它决定了形象思维、意象思维、取象思维等多种思维的内在统一性。因此，现象的本质其实质就是气，象的真正源头在于气，现象层面的规律，体现于气的运动，是气的升降出入运动构成了千变万化的象。

《庄子》说"气变而有形，形变而有生"，可见，形是由"气变""气聚"而来。《论衡·论死》说："人之所以生者，精气也。"人的形体与精神皆由精气构成和化生。《淮南子·原道训》说："夫形者，生之舍也；气者，生之充也；神者，生之制也。一失位则三者伤矣。"形体是生命寄存的躯壳，由精气化生；气充塞于人体之中，是生命活动的动力源泉；神由精、气化生，是生命活动的主宰或调节机制。人类要健康长寿，就必须"将养其神，和弱其气，平夷其形，而与道沉浮俯仰"（《淮南子·原道训》）。中医亦强调气在防病延寿中的重大意义，指出气是人体盛衰寿夭的根本。如刘完素《素问病机气宜保命集·原道》阐述道："故人受天地之气，以化生性命也。是知形者，生之舍也，气者，生之元也，神者，生之制也。形以气充，气耗形病，神依气位，气纳神存。"人生赖之一气尔，"气"具有超形态性，气非形体但却是形体之本。清·喻嘉言《医门法律·大气论》言："天积气耳，地积形耳，人气以成形耳。惟气以成形，气聚则形存，气散则形亡。""气者，精神之根蒂也"（《脾胃论》）。形（精）、气、神和谐协调，则维持生命活

动的存在与发展。

4. "象-形-气"三位一体，呈认识渐次深化递进关系

象-形-气三者密不可分，共同构成中医原创思维的核心内涵。根据人类认识的规律，即古人在自身知识构架和认知体系的基础上，在认识生命现象和解决各种医疗实践问题的过程中，首先通过直观的观察，从人类的生理表现到病理特征，不断获得大量的"象"的信息，信息是反映事物运动状态与变化的方式，象的思维离不开信息作用，如中医之面象、脉象、舌象等的动态变化，并在对成千上万次重复的"象"的动态信息的收集、积累、思考、类比、分析的思维体悟过程中，发现总结并推断出某些人类生命自然规律，在"象"的运动变化中进一步分析其客观存在的形式发现其所依赖的载体即形，进而内求这些"象"和形质的内在联系和存在之本原即气，受到中国传统文化和哲学思想的影响，古人在认识的过程中形成了"象-形-气"中医原创思维模式，三位一体，密不可分，呈认识渐次深化的递进关系。象是气和形的外在表现形式，由象可以推测出人体形气之盛衰；形是气运动即生命活动的场所，是象表现于外的载体；气为形、象之原，气的融汇通达产生千变万化的象。如"膀胱者，州都之官，津液藏焉，气化则能出矣。"（《素问·灵兰秘典论》）膀胱是水液汇聚的地方，州都之官则形象地描述膀胱具有主司水液的功能；膀胱为有形之脏腑，没有膀胱，就没有气化的场所，水液就不能通过气化作用排出体外，人体水液代谢就会失衡，形象地体现了"象-形-气"三位一体，密不可分的关系。

二、对中医原创思维模式要素的评价

1. 对"取象运数的象数观"的评价

在对中医原创思维模式要素之一——"取象运数的象数观"的评议过程中，方克立先生指出："在中国古代系统整体思维中，象与数是分不开；王夫之有'象数相倚'，'象数相因'之说，定性与定量相结合。现在学术界对象思维比较重视，而对数思维重视不够，所以一起提出。特别是在中国古代各门科学的发展中，数思维的贡献不可忽略。"北京中医药大学张其成教授指出："象数思维是运用带有直观、形象、感性的图像、符号、数字等象数工具来揭示认知世界的规律，通过类比、象征等手段把握认知世界的联系，从而构建宇宙统一模式的思维方式。中医象数思维模型源于易道的象数思维模型，是中医学的基本思维模型……中医'象'思维模型还未很完全精确地、数量化地把握和反映人体各个脏器实体的所有生理结构功能、病理变化，'象'思维需要修补，关键在于落实在'类'时的适宜程度，也就是精化和量化程度。"这是因为象思维模型不能完全概括中医学的基本思维模型，人体生理病理均需要精化和量化，即运数思维。取象思维和运数思维二者密不可分。上海中医药大学李其忠教授亦认为："作为中医学的原创性思维，在强调'象'，所谓象为信息、以象测脏、象为态势体悟的同时，本人以为应'象数'并称，两者不可偏废其一，即中医学特有的象数思维。"指出了中医原创思维内涵应包括取象思维和运数思维，强调二者的统一性，不可分割，浑然一体。

2. 对"形神一体的形神观"的评价

在对中医原创思维模式要素之一——"形神一体的形神观"的评议过程中,中国工程院院士、国医大师吴咸中教授说:"形神一体的形神观,这是大家所熟悉的诊治原则与方法,报告中又作了充实的引证及阐述,内容充实,说理性亦强,体现了中医的原创思维。"强调了形神一体的形神观是中医学的原创思维内涵之一。中国人民大学哲学系苗东升教授亦指出:"中医理论中象和神是论述思维的概念,形由于是象和神的载体,也可以作为论述思维的概念。形象思维是思维科学的基本概念之一,当然要用'形'这个概念。"从思维科学的角度说明中医原创思维理论中应当包含形神概念。

3. 对"气为一元的一元观"的评价

在对中医原创思维模式要素之一——"气为一元的一元观"的评议过程中,方克立先生说:"列宁说应该使'我们的认识从现象的外在性深入到实体',在这个意义上把'象'和'气'分别看作是认识过程的起始阶段和最后归本阶段是可以的。"方先生从认识渐次深化的规律指出了"气"是"象"和形神内在联系及其存在的本原。北京中医药大学图娅教授亦指出:"'气一元论'整体论和本体论特征体现于这种'气'是化生的而非结构的。这是东西方整体理念的最根本区别所在。"明确指出"气一元论"是中国传统文化不同于西方文化的本质所在。脱胎于中国传统文化的中医学,亦离不开"气一元论"的影响。

4. 对"象数-形神-气"的整体思维模式

"象数-形神-气"三者共同构成的思维模式包含了思维方式的三大要素,即思维主体、思维客体和思维工具。从思维活动的过程来看,思维认识的主体即医者,以象数作为认识的工具,获取客体的信息进而认识客体,作为思维对象的客体的人,是形神相谐、相依的统一体,而"象"、"形神"的内在本质是由"气"构成的,并通过"气"贯通内外、上下,达到整体联系、动态统一,这是中医独特的、与众不同的思维方式,并以此形成了独特的自然观、生命观、健康观与养生防治的理论体系。

第六讲 中医原创思维模式发生学溯源与困惑解读①

一、中医原创思维的发生学溯源

任何一门学科理论体系的形成都离不开历史文化的深厚积淀，都始终渗透着自然科学的哲学思想。中医学在形成发展的过程中，不断吸取古代思想文化的知识成果，与儒家文化、道家文化、佛家文化等多种文化形态交融渗透，互为影响，并行发展。在此发展进程中，中华传统哲学文化思想的世界观和方法论为中医学提供了直接的理论指导规范和智慧启迪，奠定了中医原创思维的理论框架，指导着中医学的发展。

1. 文化背景

文化背景指沟通主体长期的文化积淀，即沟通主体较稳定的价值取向、思维模式、心理结构的总和[1]。文化是思维的轨迹。人类社会的一切文化现象，都是人类思维活动的产物。中医原创思维的产生具有深厚的文化背景，其形成和发展，与各个历史时期的文化背景密切相关。从中医原创思维的理论学术体系形成与发展的历史来看，尽管在不同历史时期吸收了不同的文化科技成果，但易学、道学、儒学作为其文化母体始终未变。

易学是中国传统文化的重要组成部分。《四库提要》谓"易道广大，无所不包，旁及天文、地理、乐律、兵法、韵学、算术，以逮方外之炉火，皆可援易以为说"。《周易·系辞上》曰："一阴一阳之谓道"，《周易·说卦传》亦言："立天之道，曰阴与阳；立地之道，曰柔与刚；立人之道，曰仁与义"。认为阴阳是一切事物变化的根源，显示从宏观上把握事物的智慧，反映了古代阴阳思想的最高范畴。此外，易学以气化理论去说明天地万物的生成、天象物候的变化和人体生理病理现象；以"天人合一"的整体思想，把握人与自然的和谐；以人文与科学的互动形成独特的意境。脱胎于中国传统文化的中医学，在以易学思想为学术源头的中国古代文化背景下，渗透着易文化的思想。如《素问·阴阳应象大论》指出："阴阳者，天地之道也，万物之纲纪，变化之父母，生杀之本始，神明之府也。"说明世界万物的变迁与演化是阴阳运动的结果，以整体运动的思维来看待世界和事物，这与《易经》将阴阳作为一切事物变化的根源相一致。"象数"是《周易》认识纷繁世界的门径和演绎其学理的工具，中医学也强调"象数"，应用

① 王琦. 中医原创思维的文化背景与哲学基础［J］. 中华中医药杂志, 2012, 27（8）: 2120-2122.（国家重点基础研究发展计划——"973"计划，"中医原创思维与健康状态辨识方法体系研究"资助项目 No. 2011CB505400）

"象数"思维方式探索生命规律，按"象"的类和属性推理，认识未知事物，形成了五脏六腑之象、经络之象、色象、脉象、疾病证候之象等，建构了生理、病理、诊疗等体系。《易经》以阴阳二气"交感相与"看待生命不断生灭的流变过程。中医学亦认为"气"是维持协调世界万物的中介，客观世界和人体都是通过气的作用而保持动态平衡的。可见，中医学理论思维的构建始终渗透着易文化的思想。

"道"是中国传统文化的核心理念。老子最先把"道"看作是宇宙的本原和普遍规律。他认为，天地万物都由"道"而生。"有物混成，先天地生。寂兮寥兮，独立而不改，周行而不殆，可以为天下母，吾不知其名，字之曰道。强为之名曰大，大曰逝，逝曰远，远曰反"（《老子·二十五章》），《道德经》曰："道生一，一生二，二生三，三生万物"（《老子·四十二章》）。说明万物从"道"演化而生，与"数"紧密相连。道与万物皆一的气，作为构成物质的基础，尽管有天道、地道、人道之分，然皆以此为统一性，坚持整体的演进与流变。孔子认为"吾道一以贯之"，从而体现了普遍存在的价值。"道"既具有抽象于实体的属性，又有物质属性。

《论语·里仁》指出"朝闻道，夕死可矣"。道可通过事物的表征而体现出来，故谓"候之所始，道之所生"（《类经·五音建运图解》）。《黄帝内经》论"道"达269次，说明对"道"的重视。由上可知，"道"是世界万物产生的根源及其运动变化的规律，"道"一方面用以解释、说明世界上各种不同的现象，另一方面道以世界的整体联系为对象，扬弃了彼此分离而呈现了内在联系，其所论述的是高层次的动态规律，故"形而上者谓之道，形而下者谓之器"（《易传·系辞》）。因此，在中国传统文化中，以动态功能之"象"为事物之本，重视规律的"道"。

儒家文化一直作为中华传统文化的主干，其思想对中医学亦产生了深刻的影响。纵观中医学发展每每与儒家相呼应，其学说也与儒学相贯通，如先秦时期，孔学自成一家，医学初具体系；汉代儒家显学地位确立，与此同时，标志中医基础理论形成的《黄帝内经》等著作成书，而两宋理学兴起，受"格物穷理"启发，医家则探本究源，视医学为"吾儒格物之学"（《本草纲目》），有力推动了中医学的发展，到金元时期，医家竟斥古方，至此医学流派纷呈；清时复古，医家承之。儒文化对中医学形成和发展的重要性由此可见一斑。

中庸之道是儒家的世界观和方法论，是儒家思想的核心。儒家思想的基本内容和核心理论，即"中和"思想也不可避免地为中医学所接受和吸纳。"中庸之为德也，其至矣乎"（《论语·雍也》）。任何事物都有一定的度，适度就是中庸。"过"与"不及"都没有把握好事物的度。中医学最重要的原则之一是整体观念，强调天与人、自然与社会以及身体与精神作为和谐统一的有机生命整体存在，协调人与环境、社会、自然之间的动态平衡关系等，均属"中和"思想。"中和"思想自始至终贯穿于中医的理、法、方、药中的各个层面，如《素问·生气通天论》言："因而和之，是谓圣度"，《素问·至真要大论》："谨察阴阳所在而调之，以平为期。"

中医原创思维的产生离不开文化背景的深刻影响。特别是在先秦时期，由于思想上的空前解放和学术上的空前活跃，使上古时期的文化积淀得以完整的保留了下来，并影响到自然科学的各个领域和各个层面，中医的原创思维也正是在这样的历史和文化背景下形成的。

2. 哲学基础

哲学是文化的核心和灵魂。中医学产生于中国传统文化的大环境中，在这一文化体系中，中国古代的哲学思想在影响、渗透和参与构建中医学理论的过程中起到关键性的作用。中医原创思维的形成和发展，离不开中国哲学的熏陶和影响。中医学的"气"、"阴阳"、"五行"等内容均来源于古代哲学，古代医家将其结合到医学领域中来，演绎成为医学内涵，成为中医理论体系架构的基本要素，并逐步演化为中医原创思维的理论基础，成为中医认识和治疗疾病的重要哲学方法论。如果离开了中国哲学去谈论中医，就不可能揭示中医原创思维的内涵与特征。

"气"是构成天地万物最原始、最精微的物质基础，是中国古人用于表达世界万物本体的最基本的哲学范畴。古代哲学善于从概括的角度研究和阐释"气"，认为"气"构成了天地万物，是独立于人的意识之外的客观存在，侧重于对"气"物质性的阐释。如西周太史伯阳父以阴阳二气的互动解释地震现象，将气上升为中国哲学基本概念。张载在《正蒙·太和》中指出："太虚无形，气之本体；气聚则离明得施而有形，气不聚则离明不得施而无形。"中医学引入古代哲学气的概念，接受气为万物本原，并加以运用，认为气对人的生命活动有重要的调控作用，用气的一元论思想阐明整个物质世界的统一性，并且把气视为物质与功能的统一体，从生命活动的复杂性出发，解释人和自然的关系以及人体生理、病理变化规律，成为贯穿于整个中医理论体系的核心范畴。如《素问·宝命全形论》说"天地合气，命之曰人"。张景岳《类经附翼·医易义》谓："乃知天地之道，以阴阳二气而造化万物；人生之理，以阴阳二气而长养百骸。"气是中医哲学与医学最本质的结合，是中医学中最重要的范畴之一。中医学将气的这一属性用于解释人的构成，肯定了生命的物质性。

阴阳是中国古代哲学的基本范畴，它把世界所有事物或现象分解为阴阳两个方面。这两个方面相互对立又相互依存，相互制约，又在一定条件下相互转化，成为一切事物运动的根本动因和规律。阴阳学说是中医理论体系的思想方法和指导思想，又是中医学术领域中具有本学科特点的具体的学术理论。中医学将其作为观察疾病、分析疾病、治疗疾病的方法论。阴阳学说包括阴阳交感、对立制约、互根互用、消长平衡及其相互转化等内容，它是从不同角度来说明阴阳之间的相互关系及其运动规律。如阴阳学说对立统一观认为：事物之间或各事物内部虽然是对立的，但又是统一的，如果离开统一性，事物将不复存在，阴阳双方相辅相成，这样事物才能在运动中求发展。《周易·系辞上》说："刚柔相推，变在其中矣。"中医学继承了阴阳对立统一的观点，并且根据人体生理、病理实际情况，丰富和发展了阴阳的辨证关系。《素问·阴阳离合论》就说过："阴阳者，数之可十，推之可百，数之可千，推之可万，万之大，不可胜数，然其要一也"。说明阴阳无处不在，任何事物都有阴阳，蕴含中医象数思维和类推思维的内涵。如《素问·宝命全形论》说"人生有形，不离阴阳"，"在内者，五脏为阴，六腑为阳；在外者，筋骨为阴，皮肤为阳"（《灵枢·寿夭刚柔》）。说明人体一切形质结构，既是有机联系的，又可以划分为相互对立的阴阳两部分。阴阳学说重视阴阳的消长平衡，阴阳消长是阴阳运动的形式，阴阳消长在一定范围内，则取得动态平衡。这种相对平衡对于自然界和人类都是至关重要的，如果没有这种相对平衡，矛盾总是处于不停地运动和相互转化之中，那么物质世界将是瞬息万变，就不可能有相对稳定的物质形态，生命现象显然也就不可能存在。《素问·至真要大论》说："谨察阴阳所在而调之，以平为期。"治病必须探求阴阳变化的观点，反应了中医运用阴阳理论进行辨证施治的主要特点。可见，阴阳学说渗透到中医学领域，对中医原创思维的形成和发展产生了深刻的影响。

五行学说是研究木、火、土、金、水五行的内涵、特性和生克规律，并以五行特性为依据归类自然界及人体多种事物和现象，以生克制化规律阐释宇宙万物之间相互关系的中国古代哲学。五行思想之所以能上升到哲理的高度，乃是因为古代哲学家在传承这个思想的过程中，力求以五行模式来观照各种各样的事物。古人应用取象比类法，将自然现象等与五行相配，如北方寒冷，似水润下，故北方属水，南方炎热，似火炎上，故南方属火等。《黄帝内经》七篇大论提出了运气学说，运气学说是五行学说的进一步发展，运气学说的核心思想是气象、物候、病候一体观。沈括《梦溪笔谈》在对五运六气的认识上，认为人是在天、地、时、日、月、星、辰这样一个大系统中开始了它生命的运动，认为可以通过五运六气的变化来预测人体疾病的变化过程。更重要的是，五行学说致力于揭示事物之间的关系和作用，以及由此引起的运动变化，成为分析、归纳各种事物和现象的属性及研究各类事物内部相互联系的一种认识论和方法论。五行之间存在着动态而有序的相互资生（相生）和相互制约（相克）的变化。如《文子·自然》言："金、木、水、火、土，其势相害，其道相待"；相生相克的结合，共同维持着五行系统的动态平衡和相对稳定，以推动事物的生化不息，即"制化"。可见五行既是概括抽象，又是万物实体；既是万化之象，又是一元之气。五行中医学从整体联系的角度来认识人体及疾病现象，把五行学说应用于医学，"五行"由物质发展到物性，再由物性发展到符号，把复杂事物纳入到五行系统，如在分析人体疾病的发生及五脏病变的传变和相互影响，主要通过五行的子母相及和生克乘侮来阐释，"五"即五种物质，"行"指这五种物质的运动变化，其间的联系则由"气"作为中介。《素问·玉机真藏论》说"五脏皆受气于其所生，传之其所胜，气舍于其所生，死于其所不胜……肝受气于心，传之于脾，气舍于肾，至肺而死"。从系统结构的观点解析人体，不仅认识到动态信息分类作用，更显示了一些重要的规律和原理。五脏系统的建立、五脏病机传变的辨析、治则治法的确立等，都与五行理论有直接的联系。

气、阴阳与五行学说是中国古代唯物主义认识世界的哲学依据，它在自身完善成熟的过程中不断向当时的医学领域渗透，贯穿于中医理论体系的各个方面，构建了独特的认识论和方法论内涵，促进了中医原创思维的形成与发展。

二、中医原创思维模式困惑解读

在研究中医原创思维模式过程中，我们也曾有过困惑。为了使中医原创思维模式能够尽可能的反映出本来的面目。我们就教了相关的专家、学者，对存在的困惑进行了咨询和论证。

1. 哲学与科学在同一个命题中可否同时出现

我们提出中医原创思维模式是"取象运数，形神一体，气为一元"的整体思维模式。

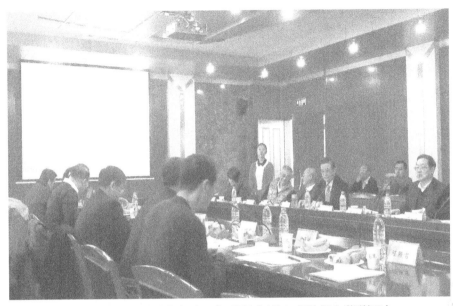

中医药专家、哲学专家对"中医原创思维"相关概念激烈探讨

针对这个中医原创思维模式，有学者认为同一命题当中不能同时出现哲学命题和科学命题，而该模式包含了科学内涵和哲学内涵两个层面的内容，并且认为中医原创思维模式只能是哲学上的理论概括，不能含有科学层面的讨论。亦有学者认为哲学层面和科学层面可以存在一些交叉，思维问题既可以是哲学问题，也可以是科学问题。

诚然，哲学与科学在同一个命题中可否同时出现，这是个非常复杂的问题。我们研究的是中医学的思维模式，思维本身属于科学即思维科学，但是思维亦是通过认识论运行的。认识论属于哲学范畴，而且在这个过程中，作为科学和哲学的关联以及对哲学的指导来说，思维也体现了二者之间的关系。

研究中医原创思维一定要回归中医，这个方向和主体不能动摇，这是根本性、方向性的问题。中国工程院王永炎院士说："中医原创思维体现了科学与人文融合。中医学不仅属于医学的范畴，还寓有人文科学的内涵。科学是反映自然、社会、思维等客观规律的知识体系。人文是指人类社会的各种文化现象。前者更强调客观性，后者常带有主观性。但两者又密不可分，互补互动。科学为人文奠基，人文为科学导向。以维护健康、防治疾病为主要研究内容的中医学反映了人体的客观规律，属于自然科学的范畴。同时中医学植根于以人为本的中国传统文化的沃土中，含有大量的人文内容。人文因素是中医理论的特色，也是中医学原创思维的重要体现。可以说，中医学的自然科学内容与人文哲学内容是水乳交融、难以分割的。因此，要进行中医理论的现代研究，不能忽视人文哲学对于中医学原创思维的影响。"[2]因此，对中医原创思维的研究，既不能忽视中医原创思维的自然科学属性，也不能忽视它的哲学属性。不仅要回答其哲学层面的内涵，也要回答其科学层面的内涵，以揭示和还原中医原创思维的本质与特征。

"取象运数"，中医正是通过这种司外揣内、以表知里、取象比类的方法来认识人体生命现象，通过人体外在或自然界某一"象"的信息，进行测知人体内在脏腑气机的状态及运动规律，这属于认识论的范畴，包括中医的意象思维、形象思维、应象思维等各种象思维形式都属于哲学层面的探讨；但是具体运用在中医上，如脉象、舌象、面象等，既有哲学层面的意思，又有科学层面的讨论。"象"一直保有哲学层面的内涵，在哲学思维的前提下赋予新的"具体"的含义，这个"具体"的含义似包含有科学层面意义。

"气为一元"也是哲学和科学层面二者的统一。一方面，"气一元论"作为中国古代唯物主义思想指导着中医学的发展，形成了"天人合一"的整体观念，属于本体论范畴，属于哲学层面的内涵；另一方面，古人将"气"的概念导入医学的过程，借以说明人体的生理病理特点，如中医学所讲的卫气、营气、宗气、脏气、精气、邪气等，还有平常咱们所说的呼吸之气，人死了，都说"断气了"，中医学将"气"作为人身体构造的重要组成部分，这已经不仅仅是哲学层面的"气"，它是中国气论哲学走向实用的一种体现，是中医学对人体自然现象的表述，虽具有哲学意义上的基本特征，但又更多了实际操作的可能性，因此，沿着物质和功能双重属性上的延伸和深化，使"气"演变成为自然科学的基本范畴。

讲到"形"，我们自然要提到神，"形神"概念既是重要的哲学范畴，也是中医学生命观的基本范畴，中西医哲学史都对它进行了深入的探讨，"形神相聚"、"形神合一"等观念都是属于哲学层面的内涵；但中医学所讲的"形"，包括五脏六腑、五官九窍、四肢百骸等有形躯体以及经络腧穴等，如《灵枢·经水》："若夫八尺之士，皮肉在此，外可度量切循而得之，其死可解剖而视之。其脏之坚脆，腑之大小，谷之多少，脉之长短，血之清浊，气之多少……皆有大数"，说明人体是由具体的形态结构构成的，具有一定的空间结构，是一个实实在在的个体，其有大小、硬度、颜色，可视亦可及。从这方面讲，形又属于医学自然科学的范畴。

中医的阴阳五行，讲阴阳的互根互用、消长平衡、胜复转化等关系，五行的相生相克、相乘相侮等亦都属于哲学层面的内容，但具体在中医学上，如从人体来说，上部为阳，下部为阴；体表为阳，体内为阴；背部为阳，腹部为阳；五脏为阴，六腑为阳等等，虽然由哲学所指导，但已经不是完全意义上的哲学范畴，而是含有中医对人体的认识，是运用古代哲学思维对自然科学作充分的观察和研究，以揭示自然真象。

因此，"取象运数"、"形神一体"、"气为一元"一方面具有哲学层面的内涵，另一方面，似是哲学向科学具体应用的转化，包含着科学的内涵。哲学代替不了科学，中医原创思维固然要做哲学层面的讨论，但中医之科学内涵亦不能缺少。

为此，我们亦请教了哲学界、思想界、医学界等有关专家学者。中国社会科学院王树人教授说："中国前辈学者也包括现代学者，对中国传统文化有一句说得很透彻的话：'文史哲不分家'。这是与西方文化比较而言的。其实，在我看来，不仅如此，实质上，在《易经》这部早熟的中华伟大经典中，人文与科学也是不分家的。就是在西方，早期的哲学，也包罗万象。科学在西方早期也襁褓在哲学这个大人文科学里。科学从哲学里逐渐分离出来乃是近现代的事情。历史发展到现在，事情又在否定之否定。科学与哲学或人文科学，现在又在重新握手。因此，中国的中医学内含哲学和科学两方面的内容。"中国人民大学苗东升教授指出："中医是中国古代科学和古代哲学相互融合的产物，阴阳、五行、气、象、形等都如此。钱学森晚年学术活动的一个显著特点，正是科学与哲学的融通。在还原论看来，这是不科学的。若从复杂性科学看，有其很合理的一面，我相信复杂科学也会出现一批不能按照形式逻辑定义和诠释的基本概念，即科学与哲学融通的概念。"上海中医药大学李其忠教授说:"中医学根植于我国传统文化,由于特定的历史条件和人文基础,讨论其原创性思维时,欲将哲学层面与科学层面、哲学思维与科学思维、哲学问题与科学问题截然分开,是有困难的,也是不切实际的。"中国人民大学杨庆中教授亦指出:"哲学层面和科学层面存在一些交叉,思维问题既可以是哲学问题,也可以是科学问题。"因此,无论从学科发展史,还是从思维科学、复杂性科学等方面来说,中医学所产生的文化背景、历史条件决定了其学科本身的属性,中医原创思维模式的构建不仅要回答其哲学层面的内涵,也要回答其科学层面的内涵。

2. "形–气–神"是否为中医的原创思维模式

通过对中医学的探讨和研究,我们提出中医原创思维模式是"取象运数,形神一体,气为一元"的整体思维模式。针对这个中医原创思维模式,有些学者提出用"形–气–神"模式概括中医原创思维方法较"象数–形神–气"思维模式在逻辑思维上更为明确。

"形气神"最早由《淮南子》提出的。《淮南子·原道训》指出:"夫形者,生之舍也。气者,生之充也。神者,生之制也……一失位则三者伤矣,是故圣人使人各处其位,守其职而不得相干也。故夫形者,非其所安也而处之则废。气不当其所充而用之则泄,神非其所宜而行之则昧。此三者,不可不慎守也。"认为人体生命是由形、气、神三个要素构成的,并且这三个要素是相互关联、相互影响的一体。"形气神"是把人的生命作为研究对象,是从本体论来说的,所以"形气神"似仍未完全概括中医的思维。况且,研究中医的思维离不开中国的传统思维考察。而象思维是对中国传统思维本质内涵和基本特征的概括,在讨论中国传统思维方式时,不把"象"提出来,就不能把握中国传统思维的本质。中国哲学会名誉会长方克立先生指出:"从认识论的角度来说,'象'思维是绝对不可少的,不仅从现象深入到本质是一般的认识方法和途径,而且通过取象、比类、求故、明理来认知世界正是中华民族传统思维方式的特点。中医望、闻、问、切都在于取得象的信息,是其整体思维模式不可或缺的重要组成部分。'形气神'是把人的生命作为一个研究对象,是从客观对象来说的,实际上是一种本体论的思维方法。它不是从认知思维的角度提出的,而'象'这是我们作为认识主体,作为我们认识人的生命现象这样一个客体的对象,实际上首先是反应与被反应这样一个关系,'象'是我们获得的第一个主观反应的事实。如果从认识论这个角度来说,应该是一个主体对客体的反应的问题。"中国社会科学院王树人教授说:"悟性的'象思维'乃是'原发创生'的思维,或者说,它既是本原的思维,同时又是最富于创造性的思维。""'象–形–气'对中医思维的原创性表达,有具体的理据,比较切合中国传统思维和中医思维活动的实际。在讨论中国传统思维方式时,不把'象'提出来并放在首位,就不能把握中国传统思维的本质和基本特征。'象思维'在西学传入中土并成为主流之前,一直是中国人主流的思维方式。"因此,"形气神"似仍未完全概括中医原创思维模式。

3. 象思维是否纳入中医的原创思维模式

在第十七届中国科学论坛——中医原创思维的理论内涵与科学价值上,我们提出了象、数思维都应当纳入中医的原创思维模式当中,得到了与会专家学者的肯定。方克立先生对象思维纳入中医原创思维模式非常赞同,他说:"我看出王老师的一个意思是突出象思维在中医原创思维中的首要地位，是基础和核心地位，这一点我是非常赞同的。很有见地。中医理论基础是气一元论和阴阳五行学说。和气一元论最相匹配最相适合的一种思维方式就是象思维，而不是别的思维。因为象思维不仅可以反映有形可状之形，又可把握无形可状之气，就是说，它可用意象思维来把握气的流动性、流变性。""象思维是中医原创思维的基础和核心，这一点是没有分歧的，可以说是形成了广泛的共识。"王树人先生亦指出，象思维是对中医原创思维的本质规定，也是整个中国"象思维"的本质规定。在讨论中国传统思维方式，不把"象"提出来并放在首位，就不能把握中国传统思维的本质和基本特征。国医大师陆广莘教授指出，意向性思维才是中医的原创思维，而非对象性思维。他说："21 世纪的医学，不应该继续以疾病为主要研究对象，就是对象性思维，他的对象是疾病，而应当以人类的健康作为医学研究的主要方向，是方向；意向性思维是人的实践主体的自觉的，是我到哪里去的问题，不是问病从哪里来的问题。"北京中医药大学张其成教授在论坛论文中说："中医象数思维模型源于易道的象数思维模型，是中医学基本思维模型。在观察人体生命现象的时候，先民通过对自然界的观察，对人在自然界中的地位以及与自然界的互动关系的思索，逐渐认识到世界万物，大中见小，小中见大，所有的事物变化在原理上呈现出同调的涨落趋势，在同一个变化状态下的事物之间，似乎隐约的遵循着相似的逻辑。由于难以解释变化的终极原因，先民把焦点集中在比较处于同样变化态下的不同事物之间的联系。这种思维方法称之为'取象比类'，所谓'象'，就是指事物变化的状态，可以是纵向的，也可以是横向的；可以是一个截面的，可以是一段过程的；而'类'，往往偏于横向的。'象'包含了'类'，不仅表示隐喻原理的变化状态，而且表示同样状态的事物间的关系。'象'是中国人祖先在认知世界时的常用思维模型。"各位专家学者从不同角度提出了对象思维之原创性的见解，并表示象思维应该纳入中医的原创思维模式当中。

4. 象思维内涵的界定

在第十七届中国科学论坛——中医原创思维的理论内涵与科学价值上，各位专家学者首先都肯定了象思维作为中医原创思维模式，但是如何对"象"的内涵进行界定，又成为大会讨论的焦点。第一，方克立先生提出，"如何界定象思维，如何评估它的作用、意义和价值？象思维本身有没有局限性？需不需要用其他思维来补充？"引发了大家的热烈地讨论。王树人根据几十年来对中国传统象思维方式的研究，指出，象思维是一种悟性，是动态的、主客一体的极富智慧的思维活动。他说："原创对象思维和他的原创性，它的一个界定，它是悟性。那么这个思维对这个悟性，象思维的第一个特征就是这种象思维是动态的。象不同于概念那样界定，象总是处于流动和转化中，这种流动性说明象有无限多的层次。具象的，表象的，所有感性皆出自象，一直到意象，精神之象，到无物之象，无形之象，无限的层次。或者说象重来不停留在一个固定的层次上，具有不确定性。这是它一个很重要的特点。正是这种不确定的流动和转换可以使人思想不会僵化。如果你总在那个概念的、逻辑的、规则里边挪动的话，你有什么原创？不可能的。而这种象的流动与转化的不确定性恰恰可以打破人的这种循规蹈矩的僵化，而使你走向不断走向新的境界。第二，象思维的特征具有打破主客分隔，主客一体的整体性，这个我们王琦教授，还有很多专家讨论也都有谈到这个整体性。这个我们中国思想最高之境可以归结为就是道。比方说易道者，无极而太极。老子的大象无形。庄子的心斋、坐忘，都在述说象思维这种主客一体相通的整体性。"这对象思维进行了一个明确的界定。国医大师陆广莘教授指出，象是天人之际的象，是生息出入的象，是见病治病的象，我想这三个起码不能丢掉。一是人和他周围环境相作用之际，二是见病知变的时势，然后中医说，受本难知，它是可变，因发知受。方克立先生指出，目前对象的界定大约有几种情况，一是象思维包括形象思维、意象思维、象数思维、具象思维、应象思维、灵感思维、取象比类等等，多种多样的思维形式。这里面取象比类就已经包含了逻辑思维的内容，还有象数思维中的数思维也有数字符号的抽象逻辑根源。也就是说，感性、理性、悟性、灵感思维的内容在象思维中间已经无所不包。象思维本身就包含了很大的创新空间，作为原创思维。有种看法认为在中医原创思维和象思维中间基本上可以划等号。所以这种看法往往对象思维这个概念界定的比较笼统、模糊。另外一种观点，也承认象思维是中医原创思维的基础和核心，但是它认为象思维还不能涵括主体认识客体的所有思维的思维形式、不能涵括所有的思维研究方法和手段。认为象思维也是有界限的，它本身也是具有局限性的，需要用其他的思维形式、工具手段来补充。比如取象比类虽然接触到了逻辑思维的一些内容，但它不可能把比类求故明理的中国古代逻辑思维方法全部涵盖进去。这是因为要从现象深入到本质，把握事物的内在原因、根据、必然性、规律性还得求助于求故明理的方法。而这个是象思维做不到的。王键教授指出，象具有八大特征，象的系统性、象的无限层次性、象的奇恒性、象的复杂性、象的多元性、象的可行性、象的动态性、象的可调控性，对"象思维"的内涵及特性作了充分的剖析和论证。

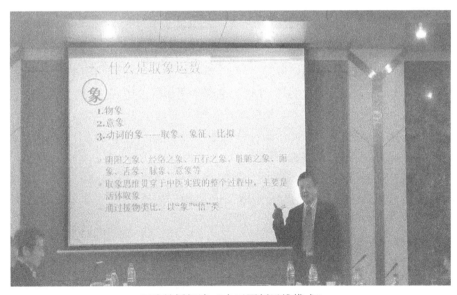

王琦教授解读"中医原创思维模式"

5. 数思维是否纳入中医的原创思维模式

对"象思维"进行界定后，与会专家学者比较一致的意见是，象不是包罗万象，不可能包含事物的一切本质。比如对人体生理病理的量化和数化，单纯用象思维可能难以达到。我在经过大量论证之后，提出了"取象运数"的思维逻辑起点，就是象思维和数思维密不可分，作为中医原创思维不可缺少的重要组成部分。如张其成的参会论文提到："'象'包含有数，数是一种特殊的象。数千年以来，在不断的医疗实践中加以整合，升华为中医象数思维模型，也就是，中医在对生命的认知过程中，利用这一思维模型建立了中医藏象、辨证、治疗体系。基于对'象'模型不同角度的认识，如有的偏于关系（如五行模型），有的偏于方位和时间（如八卦模型），有的偏于功能分类（如阴阳模型）。为了更加准确的描述变化的程度和被归为一'类'事物的具体形质，开始使用数字，排列来标记'象'。历代医家自觉运用这一思维模型，如清代医家黄元御所构建的医学理论就很好地体现了中医系统思维的特点，他认为：中气为土，土为枢轴，四象（即木、火、金、水）为轮，中气脾升胃降，四象即肝肾随之左升，心肺随之右降，枢运轮转，构成了一个有机整体的圆球运动。采用'象'思维方式，一横向、有机、整合的方法认知生命，就是传统中国生命科学的大方向。但由于'象'模型是对天下万物运动规律的一种形象、模糊的图示，所以中医'象'思维模型还未很完全精确地、数量化地把握和反映人体各个脏器实体的所有生理结构功能、病理变化，'象'思维需要修补，关键在于落实在'类'时的适宜程度，也就是精化和量化程度。"他认为中医思维模型应当包括数思维。综上观点，我们可以说，中国古人认识事物皆从象数入手，以象运数、物必有数、可测之数、预测之数、自然之数；而在中医学的构建里无论是脏腑经络、三阴三阳、五运六气、生命运动的"常数"、脉象至数，都离不开"数思维"。在交流过程中，程雅君副研究员亦认为，没有数思维，象思维就失去了逻辑链。

6. "形"是否纳入中医原创思维模式

在第十七届中国科学论坛——中医原创思维的理论内涵与科学价值上，与会专家就提出"形"应该纳入中医的原创思维模式。我个人认为，从中国古代哲学来讲，形名观是任何客观事物都有其一定存在方式（形），名是对器和形的主观把握。形名观显赫于秦汉时期，思想家用来探讨自然和社会科学。道器观是形而上者谓之道，形而下者谓之器；器毁则道尽。格物观是指格一物致一知，任何思维都不是凭空进行的，它必须依附于载体才能运行。近取诸身，远取诸物，形成道器，形为载体。"形而上者谓之道，形而下者谓之器"。在道器的问题上，在中医学里，我们的象是"象因物生，道由器存"、"物质第一、格物致之"，都体现了一个"形器为用"的思想。中医在发生学里，开始时重视解剖。中医的脑、髓、骨、脉、胆、大肠、小肠、膀胱、心包、心、肝、脾、肺、肾等没有一个只是形态的东西，这些都是生命的东西。但是后来心肝脾肺肾演化为功能性的、符号性的认识。因为更广泛的阴阳五行架构的吸入将其作为另外一种认知的模型。所以《内经》讲"解剖视之；论理人形，列别脏腑"。从器来讲，"器者生化之宇；升降出入，无器不有"。所以，器、形在中医里是作为生命的物质的。所以，中医原创思维模式不能没有"形"。

对于"形"是否纳入到中医原创思维模式中，有些专家则提出了不同的看法。一是强调"象"的重要性，认为"象"可以涵盖"形"。如有学者认为象无疑是一个认识论范畴，作为"象"认识反映的对象之形，形体、形象、形质等，应该说这个"形"也是可以脱离认识主体而独立存在的。"形"本身不是一个认识论范畴，也不是一种思维形式，所以把"形"作为中医原创思维的一个必要环节，可能不是非常妥当。亦有学者指出，"象"为状态，至大至小，不一定必须直观或被感知，应突出"象"，"形"和"神"都不必纳入。二是认为"形"不是中医的主流性思维，应当舍去。有的学者认为，作为中医原创思维，应该是能够反映主流思维，而不能是非主流思维，并且要不同于西方的思维模式，所以他认为"形"不是中医的主流性思维，不能纳入中医的原创思维模式。另外，有学者认为"形"正是与"象"相对的两个思维的视角，就中医思维的独特性来讲，应该是"象"，而"形"不必被纳入到思维层面，这也是中西医思维方式的根本区别所在。

不过，有不少学者认同把"形"纳入到中医原创思维模式中。一是中医的原创思维是由若干点和面所组成的立体结构，也是认识的起点，应该给予"形"一定的地位。有学者指出，"传统中医并没有回避'形'，比如骨科，'形'必须讲，但在哪个层面讲，如何与'象'的定位有所区分，如何弥补单纯讲'象'带来的不足，值得思考"。也有人指出："中医原创思维不是一个点，也不是一个面，而是由若干点和面所组成的立体结构，赞成将'形'纳入中医原创思维模式。因为形是根本、形是本体，如果离开'形'，中医的原创思维是不完整的。"有的学者把"形"放在中国哲学的大视角中考察指出，"'形'这个概念在中国哲学的发展中很重要，却又不受重视。如'形而上，形而下'是一个最基本的划分。'形象'、'形名'、'形气'等词语中，人们往往注重象、名、气，而忽略了'形'。在'形'和'象'的区分中，'形'代表事物本身，'象'则已经加入了主体观察者的因素。因此，'形'代表的是对物本身的关注。在道家哲学中，'形'代表着身体观，代表着道家的贵身的思想。从阴阳来说，人是天出其精，地出其形，死了以后，也是魂灵归于天，形魄归于地。形总是处于阴的一面，地道处暗，处下，往往不被重视。形名之学在先秦时是显学，到现代就被逻辑研究者劫持了。魏晋时期形名之学的发展的一个重要方面就是观人学，这也是对形的一种关注。"二是从发展的观点来看，应该将"形"纳入中医原创思维模式。有学者指出："'形'可纳入中医原创思维模式，便于中医学与西医学的结合，形与象的结合，时间与空间的结合。"亦有学者指出："从发展的角度，从认识论的层次考虑可以加入'形'，因为'形'可以作为认识的出发点和归宿。"

7. "神"是否纳入中医原创思维模式

中医原创思维模式是否应当包括神思维，又是中医学思维最具特色的地方。在第十七届中国科学论坛——中医原创思维的理论内涵与科学价值上，有学者不支持将"神"纳入中医原创思维模式之中，其观点有：一是认为"神"和"模式"不在同一层次。如有人指出，"神"作为思维过程中的一个要素，是中医对信息处理过程中的一个环节或一个工具。虽然"神"在中医信息处理中作用很大，但与"模式"不在一个层次，不应该纳入思维模式的概述中。二是认为"神"强调主观性，没有体现客体的状况。如有学者指出，中医原创思维模式不但是认识方法，而且是对客体即病人的反映。如果用"神"来强调顿悟思维，那么并没有体现客体的状况，且"神"和"象"、"形"、"气"不属于同一层面，所以不建议将"神"纳入。

持赞成意见的学者认为，神是一种神思，一种灵性，这是与西方逻辑思维方式区别之所在。如有人指出，中医讲的"神乎神，耳不闻，目明心开而志先，慧然独悟，口弗能言，俱视独见，适若昏，昭然独明，若风吹云，故曰神"，这是思维的最高境界。形神关系是把握中医特征的关键命题，尽管中西两个医学体系均有重神和重形两个传统，但偏重有所不同，中医是以重神的信息医学传统为主流的，西医则是以重形的结构医学传统为主流的，中医可以概括为信息医学，其理论与技术的倾向都以神统形，以此区别与以结构医学为特征，以形统神为特征为理论与技术倾向的西医。在中医原创思维模式中，还要考虑到的是神及神的重要地位。中国的道教哲学特别强调人和一切生命现象都是形气神三者，而中医学的理论和实践也完全遵循这一点。还有学者亦指出在中国思维的思考里，象是第一位的。神也非常重要，神是属于认识论的范畴。神思、神识，刘勰的《神思篇》，思和神是不可分离的。还有学者从整个模式的完整性角度出发，指出"神"可以包括灵感思维、顿悟思维，如提出"形"和"气"，不提"神"有欠缺，因为"神"并非"形"、"气"、"象"所能涵盖，赞成将"神"纳入原创思维模式。也有学者从"神"在中国传统哲学中的涵义考虑，认为"神"涉及一系列关联密切的概念。如有学者指出，神涉及一系列关联密切的概念，如精神、心、识、魂魄。精神：《庄子》中与"道"相似，与"道"融通的最高境界，与精气说有关；心：养生与养心的问题；识：唯识学方法，唯识的观点；魂魄：道教的魂魄观。《庄子·庖丁解牛》的寓言提出"神解"的概念，"神"上升为一种工具，是高明的境界，赞成将"神"应该纳入中医原创思维模式。国医大师陆广莘教授亦指出中医建构了神和气，神是调节者，神在中医中具有重要的意义，认为主体反映论是神和气对外界的反应。所以，"神"应该纳入中医的原创思维模式当中。

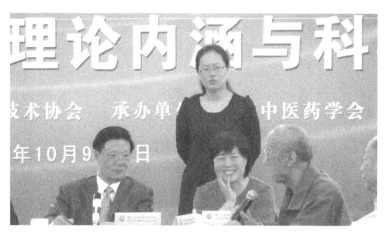

中国人民大学苗东升教授发言

8. "气"是否纳入中医原创思维模式

在第十七届中国科学论坛——中医原创思维的理论内涵与科学价值上，各位专家对"气"是否纳入中医原创思维模式当中，亦有不同的观点和看法。王琦教授提出"气一元论"应纳入中医原创思维模式当中，他认为物由气化，象由气生，主客交融，物我一体，"气"可以体现这些内涵。中医之所以能够体现它的整体动态性，是有一个物质在联系着。这个物质就是——气。它是一个中介，由于这个中介的作用，才能达到融汇通达，如中医里的阴阳一气、天人相应、五行相合、形神相依，这都是"气"的一元论思想。所以庄子说"通天下一气尔"。它是一个本原的问题，一个中介的问题，所以"夫气之行者，如水之流"。因此，气应当纳入中医的原创思维模式。国医大师陆广莘教授指出，中医的思维模式应回归到本质上，"言实验者专求质而气则离矣，故常失其本"，有"质"没"本"，只看到"质"，可以量化，可以客观化，可以标准化，但不是"本"，脱离了"本"。他说："万物负阴而抱阳，谁负阴？谁抱阳啦？是中间的那个气。冲气以为和。既不是阴，也不是阳，是中间那个气。中间那个气没有了，就什么都不是了！所以，这就是世界观上由实体论上升到相互关系论，就是关系实在论。关系是不是实的？这个最基本的关系就是阴阳的关系，中间有了气，你气没有了，你光靠那个阴，那个阳，根本不行。"图娅教授亦指出，气是化生而非结构，气一元论是本体论，是一个整体论，认为气具有不可拆分性，她说："气之所以构成了本体论，它就直接对方法论有矫正，'至大无外，至小无内'，所以我们中医很多的概念、范畴都是具有不可入行，不能拆分的，虽然是精气、营气、卫气、元气你可以分，但是这个气你是不能拆分的。"认为中医原创思维，其实应该是"气一元论"、"整体观"。中日友好医院史载祥教授指出，气是中医原创思维很重要的一点。他说："气我觉得是咱们原创思维很重要的一点，因为我在临床实践当中，把气的升降，进一步深入的关系做了些思考。我在临床实践再深入下去，比单纯用中医的活血化瘀，临床疗效就提高了。我们大医院都经过搭桥、支架这些弄下来，并不能解决所有问题，而这个问题，他忽略了一个整体，忽略了一个气。这个加入后，疗效提高了一大块，这个我是尝到了怎么把中医原创思维，中医最原点和我们临床结合起来，就能解决不少问题。"苗东升教授指出，气不能纳入中医的原创思维模式，它通西方讲的粒子、质子、原子是一个意思，是机械化的，它不能体现中医的原创思维，不能纳入。各位专家学者对"气一元论"都发表了各自不同的看法，但大多数专家还是认为"气"应该纳入中医学的原创思维模式。

9. "理"是否纳入中医原创思维模式

理性思维一直都是与西方的逻辑思维相联系，讲求证据，所以有专家就指出理性思维不是中医的原创思维。论坛上，王琦教授提出"求故明理"为中医的原创思维模式。他说："论理、运理、推理、循理的这些问题，当然还有在这个古代的时候，它是因为类、故、理，它是一个认知的非常重要的要素，所以在这个时候就是因为逻辑的理性，在中医里，象思维能不能包括理性思维，可能还不能够包容，因为这个时候，比如中医的十二经络的走向、药物的归经等，都不是顿悟来的，它是一个归类性的。所以，行其归类，知其必然。就是在中医学的认知，产生了它的生理，产生了它的病理，产生了它的医理，产生了它的药理。它的'理'是中医在很多方面运用这些问题的时候，有推理的，有分类的等。而且在《黄帝内经》里头特别强调了寻求其理，'知十二节之理者'、'论理人形'，都在不断地讲这个'理'的重要性，这就是循理的问题。在中医学中还有一个'验理'的问题，'善言天者必应于人'，'善言古者必验于今'，你这个'理'是否能够接受实践检验的问题。实际上中医学的理论，实际上是一个实践上升为理论，理论再实践，实践再理论的一个不断地循环的过程。"认为"理"应该纳入中医的原创思维模式。方克立先生亦指出，应当深入到对内在规律之理的认识，解决了"知其然"的问题，也应该解决知其所以然、知其所以必然和当然的问题，应当重视明理、穷理在中医原创地位中的重要性。王树人先生则认为中国思维与西方思维不同，中国是悟性的，非理性的、非逻辑的，是艺术性的，有诗意性的，而西方是理性的，导致科学主义的。

关于"理"是否纳入中医原创思维模式中，我们专程拜访了中国社会科学院方克立先生。以下是采访现场录音整理（王代表王琦教授，方代表方克立先生）：

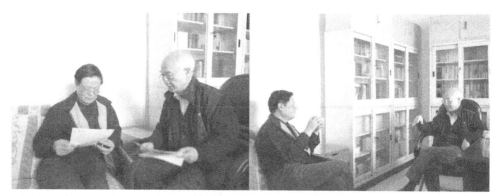

王琦教授和方克立先生讨论交流现场

王：我们就跟方老师请教几个问题。今年 4 月 1 日我们请教了老师关于我研究的"象为信息，形为载体，气为本原"中医原创思维模式的问题。当时您给我回信是说，"象-形-气"思维模式还需要再论证，"象-形-气"之间的关系要弄清楚；另外强调论证要丰富，建议多引据一些权威性的历史资料（包括大家、名家的论述），找到一些立论的支持，大概那封信是给我提出来这两个问题。我接到您那封信以后，我就在原来稿件基础上按照您的意见进行了修改，把"象-形-气"关系就据我所知的方面稍微梳理了一下，形成了前几天呈交给您的文稿。我们知道，科学的支持需要有一个学界的公认度，而公认度，它需要有领袖人物对某一问题的认识。这次关于中医原创思维的研究，由于牵涉到哲学命题，所以更需要多学科的交流与补充，尤其是哲学界专家学者们的观点，更值得去我们借鉴，如果从哲学角度看，一些概念和命题都有立论支撑的话，那往下工作展开就会得心应手了。

但是，这次我们接到您的信后，说老实话，您的观点和思想对我们课题研究具有重要的指向作用，即为如何去做、做什么等都有着建设性目标和方向。提意见的人可以很多，我可以兼容，但是方老的意见对我来说就特别重要。结果，那天晚上我接到您的信以后，我又开始不安起来了，因为方老对这个问题又有新的看法，与 4 月 1 号的看法有点变化，考虑将"理"放进思维模式中，对于"理"和"形"的关系，有一个新的思考，所以我就带着一些问题跟方老请教请教，我们怎么理解这些问题。

方：谢谢王老师！那么，我对中医原创思维研究这个问题比较感兴趣，为什么呢？因为中医思维和中国哲学的关系太密切了，就中医学的整个学科体系，它的一套思维方法，从具体学科来说，可能受中国哲学影响最深，当然还有其他比如数学、农学、天文、地理等，但整个中国哲学的这一套思路体现在中医学上最明显，它的优点它的局限性都可以从这个角度反映出来。所以，我觉得中医思维模式的研究对我们深入、准确地了解中国哲学的思维方式非常有帮助。因此，从这个角度来说，您文章当中提出的问题，我非常重视。

说实话，一开始接触时，我也感到脑子里有一些问题和想法，但是考虑得不是很深入。您提出的"象-形-气"这样一个模型，我当时估计可能会存在不同的见解。比如，有学者提出的"形气神"思维模式，它是把人的生命研究作为一个对象，实际上是一种本体论的思维方式，它不是从认知思维的这个角度去考虑的。王老师首先提出"象"，这是我们作为认识主体（医生）认识人的生命现象（客体），实际上是一个反映与被反映的过程，首先"象"是我们获得的第一个主观反映。如果从认识论这个角度来考虑，或者从思维这个角度来说，是一个主体对客体的反映问题。假如"象-形-气"思维模式是中医原创思维模式的话，应该是得到古今大多数医家的共识，我当时的建议就是能不能从医学史上，哪一些医学大家比较认同这样一个观点，既然是原创，那应该是中医几千年发展流传下来的东西，前人是否认同这样的看法。如果从医学史上收集这样一些资料也会很有收获。一个是理论的梳理，一个是史料的梳理。

文章对于气一元论的理论特质和与之相应的思维方式"象思维"的论述非常精彩，道理讲得比较透彻、到位。列宁说，应该"使我们的认识从现象的外在性深入到实体"，在这个意义上把"象"和"气"分别看作是认识过程的起始阶段和最后归本阶段是可以的。相对来说，文中对"形"为什么是这个认识过程中最重要的一个中间环节，通过什么思维工具、手段来把握它，说明论证相对比较薄弱。所以，我在这个过程中间考虑，主要从我们中国传统哲学思维方式来说，它其中的内容，有经验主义和神秘主义。神秘主义就是不分主客、人我内外，达到一种天人合一或者万物一体这么一种认识，这种东西非常神秘，但是它不是一般靠我们讲的逻辑思维，甚至是口不能言的，可以意会，但不能言传，冯友兰把这个叫做神秘主义，就像老子讲的静观玄览，庄子讲的坐忘等。而理性主义当然是我们讲的科学理性、逻辑理性，冯契先生对这个谈得比较多。道德理性①主义，儒家特别强调，但它不完全是科学理性。实际上，用道德去代替科学认知，这种做法是不符合常理。至于医家里面，比如张介宾讲的那一段话，"医者，理也，理透心明……"讲的是医理。医理跟天地万物之理，跟治国用兵之理，甚至做人之理都是一样的，只要你体会到这个理，天下万物都是相通的。那能用道德来推演医理理性吗？没有，其实还是根据我们科学研究来的。从中国传统哲学来说，经验主义、神秘主义、理性主义都存在，这些在中医的思维方式里面都有比较具体的反映。至于思维方式的话，当然象数思维很重要，但相对来说，我讲的求故明理在中医的发展中比较受忽略。我们讲的求理、明理，即规律性，任何科学都离不开"理"，它都是以揭示事物发展的规律性为目标。我想中医学在发展，"理"也是不可忽视的。特别是宋以后的发展尤为重视明理。

如果把"明理"也作为一个必要认识环节考虑进去，那么就要重新审视"象-形-气"这个思维模型了。人们自然会提出问题：认识内在规律之"理"与认识外在形体、形状、形器之"形"，哪一个在中医认知思维过程中地位更重要、更关键？从方法论来说，对于"形"的辨识实际上通过象数思维已经完成了把握"形"的多方面规定性的任

---

① 道德理性，它是以道德作为判断是非曲直、得失荣辱的尺度，通过道德律令调控人们的行为是人们内在的自觉和思维定势。

务，做到了知其然。而求理、明理，光靠象数思维还不够，还需要逻辑思维，所以，您讲的这个模型我非常认同，就是中间不能够忽略穷理、明理这么一个环节。也就是从思维方法上说，不能完全排除理性主义，不能完全排除逻辑思维，怎么把这样一个内容融合到这个模式中间，我觉得可能就更完整一点。中国古代的逻辑思维与西方的逻辑思维，黑格尔讲的逻辑思维也不完全一样。冯契先生对这个问题研究得比较好。如果讲中国思维，我觉得象思维、数思维、理思维、气思维，我觉得这四个范畴最重要。

王：方老师刚才说了这么几个问题，一个是哲学与中医的关系，我特别能感受到您对这个问题的重视程度，实际上任继愈老师也说过，中国的哲学，如果没有中医的内容，它是不完整的。因为中医的文化母体是东方传统文化，所以中医与东方哲学的关联性是不容质疑的，它的烙印，还有它走过的路，并且一直传承到现在。因此，中医学的思想、行为可以反证哲学的生命力。

方：没错，我觉得不研究中医哲学，中国的哲学是不完整的。而且，随着中医哲学研究的深入，对中国哲学有很大的推动作用，事实上这几年效果已经挺明显的。

王：此外，刚才方老师讲的这里面实际上还有几个问题和看法，其中一个就是"形"跟"理"的关系问题，"形"跟"理"孰轻孰重的问题。我就这个问题特别再跟方老师请教请教。就是我说的这个"形"，它不仅是一个外在的东西，任何一切客观事物都可以称为"形"。"形而上者谓之道，形而下者谓之器"，这个"形"本身不是泛指一个具体的实物，它是一切事物普遍的存在。中医里面讲的，老子也讲，人由什么组成的呢？神器而已。神是精神层面，器是物质层面，所以《素问·六微旨大论》言"器者，生化之宇"。王夫之也认为"器"跟"道"的存在，"无其器则无其道"，"器毁则道尽"，就是"道"不能离开"器"而存在，道器关系实即抽象道理与具体事物的关系，或相当于精神与物质的关系。任何事物总得有一个具体的事物来进行把握。

方："对，"道"者"器"之"道"。

王：所以，我始终认为不能离开"形"。中医发生学是怎么认为的？中医学一开始就说"其死可解剖而视之"（《灵枢·经水》）。"肝举而胆横"（《灵枢·论勇》）是从解剖了解到胆与肝紧密相连而附于肝，还有"心主身之血脉"、"五味入口，藏于胃"、"大肠者，传道之官，变化出焉"、"膀胱者，州都之官，津液藏焉"等，无疑都是解剖观察的可靠记录。其实人体五脏——心、肝、脾、肺、肾是一些名词，它们一开始是由"形"来的，只是到后来演化为另外一个方向，重视脏腑的功能。但是，初始的时候，是从"形"来认识的。一门自然科学如果没有实质，很难说它是一门自然科学了，就变成思辨了，中医不是一个存思辨的东西，所以我始终认为这个"形"非常重要，把这个"形"咬住不放。

方：哈哈哈……科学研究就是要这样，认定了就要不放！

王：不不不，如果是错的，那我也得放啊，就是我心里这么想，老要把"形"搁在这儿。"伦理人形，列别脏腑"（《素问·阴阳应象大论》），《黄帝内经》里它什么地方都跟你讲"形"。就是我们看病的时候，我们也在讲"形"如鹤膝风、瘿病、瘘、疝等，是反映外部形态结构的改变；而肺痈、肠痈、臌胀、血臌等病名则反映其脏器损伤。无论在生理还是在病理上，中医都十分强调形质结构存在的重要性。生命是怎么构成的？"魂魄必俱乃成为人"（《灵枢·天年》），"两精相搏谓之神"（《灵枢·本神》）等都涉及

"形"。因此，从对生命的起源到对疾病的认识，都有一个"形"的存在。从哲学界来说，神器、道器、格物致知等的问题，也都有一个"形"的存在；还有格物致知，格一物致一知等。从中医学自身属性来说，它既是一个自然科学、生命科学，也有文化属性，但它的主体必须是自热科学。如果离开了这个本位，那就是另外一个问题了，中医学就变成文化了。因此，它有这样的双重属性，有东方文化母体的印记，它必须回答自己是怎么思维，自身是怎么产生出来的。

那么，针对方老提出的"理"我也很重视，也天天在思考这个问题。我现在说说我对"理"的思考。"理"是一个认知的环节，而认知环节是一个过程，也就是通过"理"以后，形成了一个规律性的认识。如果是这样的话，它应该是一个结论，是对认知的终结，比如这一系列东西我看完了，然后得出一个"理"即规律性，就是进行归类。因此，"理"究竟是一个中间环节还是一个结论？

我们讲的这个"理"和理性逻辑思维的关系是什么？比如说，我国古代墨家提出的推理形式，初始是"类"，后来是"故"，最后是"理"这样一个逻辑过程。到了宋朝，理学兴起，一切以理为先。但是，我们要考虑中医学发生的时候，也就是刚开始的时候，它原本的意思是什么，它是怎么来的。作为理学母体的秦汉儒学又是从哪来的呢？它究竟是如何产生这些生理、病理的认识，我们就是要回到那个原点去考虑这个问题。因此，至少我们不能把宋朝的那些"理"挪到秦汉去说。"理"在中医学里头是一个主流的话，这个"理"思维和西方的逻辑思维是什么样的关系？我们将中医和西医进行比较，中医的直觉体悟的、灵感思维，实际上就是整体对还原。中医思考的问题是一个整体的东西，而这个整体是"象"，没"象"就没整体，而还原分析是局部的，一直分解下去。因此，我们不能为了跟西医去比较，事先设定一个样式，而应该还原其本来的面目，追溯其本原。还有一个问题，有人跟我说"神"比"形"还重要，中医就是靠"神"来统一，来进行关系的。其实，我认为"神"是象的一部分，比如临床看病，病人一进门来，医生觉得是否有神气，这个"神"就是一种信息，它不是一个具体的结构。所以，我自己认为"象"已经包括"神"。而"神"是不是一个中介，一个联络的关系，关系是通过"气"来进行的，不是通过神。气之上下左右升降出入，无处不到，我们常用气一元论来解释周流不息的变化，我是这么认为的。

方：呵呵……刚才您主要是讲"形"和"理"的关系，这个思维模式中间怎么处理。从某种意义上来说，就是"形上"和"形下"的问题，"形而上者谓之道，形而下者谓之器"当中的"道"就是这个"理"。我们不能将象思维理解得太狭隘，它实际上已经解决了"形"这部分的认识，再加上"数"，还有数量关系，就更加全面了。有物而后有"形"，有"形"而后有"象"，有"象"而后有"数"。当然，物质形体、形质嘛，"理"还得依赖于这个"形"，属于形而上的层面。

王："理"是依赖于"形"的?!

方："理"当然要依赖于"形"，形器物质运动中间的"理"嘛，如果考虑得比较全面，我认为这"象"、"数"、"理"、"气"等几个环节都应该考虑。如果中医学不重视穷理、明理这个环节，光靠感性直观、内在体悟，对于中医的科学性来讲是一个损失。所以，逻辑思维、科学理性在整个中医思维模式中我觉得应该给它一个地位，如果没有的话，人家就很容易怀疑它的科学性。科学的评价标准很大一个成分是实践证明，治好了疾病，这还不科学? 但这些道理很多都是靠体悟、靠意会，讲不清楚，使人对这门科学的科学性产生疑问，所以，我们要重视逻辑理性在这个中间的作用。我主要是从怎样认识中医思维模式可以更全面更完善些来考虑。对于"形"这个问题，实际上我也提到了，象数思维它可以把握"形"，对"形"的认识实际上我们通过象数思维这个手段就能解决。为什么后来把"形"和"象"联系在一起叫形象思维? 其实，"象"所反映的对象实际上主要是"形"。当然，这种"形"往往把它当成"形而下"来理解，而"形而上"，就是我们讲的"道"或"理"。"形气神"偏重的是本体论的思维，而我们现在讲思维模式，主要是从认识论的角度考虑，那是一种对象性的思维。至于穷理、明理，我在想它是不是在中医发展里面起到一个很大的作用? 实际上有一些医家，包括古代医家也是支持这个观点。"理"又和这个气又有很大的关系，"理"讲来讲去，都是阴阳消长之平衡，就是我们现在讲的对立统一，"理"和"气"的联系很直接，就是怎么样把"象"、"数"、"理"、"气"都能够很贯通，很流畅地放在一起。如果我们能考虑得比较全面的话，大家可能比较容易接受。我主要从哲学思维方式的角度考虑得比较多一点。

10. 中医原创思维模式的表达是否应现代化

中医理论产生于古代，其借用古代哲学术语作为自身表述的工具，与现在语言环境交流产生了隔膜，影响其传播。在中医原创思维模式的构建中是否考虑运用现代语言进行诠释，与会的专家学者发表了各自的看法。

一是认为应该用通俗、简明的文字表达，让更多的人能够理解和认识中医的思维模式。如有学者指出："在模式的表述上，应该用现代的语言、现代的词汇，现代科学的研究成果来概括和诠释中医的原创思维，并且这种表述可以随着时间的推移不断充实和更新。一是可正本清源，解决在原创思维方面长期存在的困惑问题。解除人们对中医的偏见和理解; 二是重建体系。梳理和构建中医原创思维的结构和体系，让中医沿着正确的方向发展; 三是扬弃创新。中医原创思维并非一成不变，而是在不断地发展和丰富之中……通过通俗、简明的文字表达，让更多的人能够理解和认识中医的思维模式。"亦有学者指出，针对表述因为传统哲学术语色彩较浓，不太易于被人理解。但是学术研究本就不易于被理解。更进一步，为方便中医工作者的理解，既采用传统概念作为核心词汇，又采用现代语言作为解释，从方法上是可行的。

二是认为应该分情况而视之，可采用分"两步走"的方法。如有学者说："中医原创思维模式属于中国传统思维模式。在目前，中国传统思维基本不再出现于官方表达与学术表达之中。世俗生活中使用的俗语或许还有遗存。因而关于中医原创思维模式，要面对的是两个层面的问题: 一是传统思维的发掘、总结问题; 二是传统思维与当代语境的对应、符合问题。对于第一个层面，必须明确总结中医原创思维模式要干什么，这一层面不用考虑适合当代语境问题，考虑的应是如何总结出一套指导治疗的模式，如何能够领悟古医家的医道，这样的结果可以是古奥简约的语言，也可以是详细的评述; 对于第二个层面则才是这一思维模式的诠释问题和科学普及问题。在这一层面才考虑向现代语境下当代人思维方式和习惯的诠释和映射，以及面向多语言下不同民族思维方式和习惯的诠释和映射。"

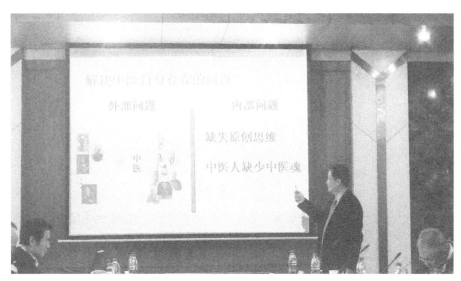

王琦教授对中医发展发表见解

11. "取象运数，形神一体，气为一元"中医原创思维模式的确立

专家论证会后，我们课题组对各位专家的意见和建议进行了总结，并再次进行了讨论和思考。中医原创思维模式该如何表述呢？经过讨论后，我们认为应先总揽全局，对中医传统思维宜进行全面总结并客观反映。

首先是确定思维模式的要素。对于"象数"从我们本身的考证，以及众专家学者的意见，可以确定将其纳入模式当中，并作为认识的起始点。"象数"是一个认识的方法，如何简约地对这种思维方法进行表述呢？我们考虑从中医的思维方法来讲，其实用"取象运数"最为恰当。所以，我们将"象数为状态测序"修改为"取象运数"。随着认识的逐次渐进，从主体到客体，这个客体是什么？只用"形"似不完全能够描述客体的信息。作为客体的人，应该是"形神一体"的。一是从主体对客体的认识，即对人体的认识，而人体的构成，应当形神兼备，形神相俱是生命存在的基本形式，如"血气已和，营卫已通，五脏已成，神气舍心，魂魄毕具乃成为人"，"未有形气衰而神能旺者，亦未有神既散而形独存者"，形与神俱乃成为人。反过来，从现代医学角度出发，人体不仅包括解剖生理病理等组织结构，也有心理的构成。近年来，医学心理学越来越受到重视，但中医早就有心理学，并有心理情志方面丰富的论述。二是针对有些专家提出的"神"和"形"不是同一层次的概念，我们经过分析：中医学"神"可以包括神、魂、魄、意、志，以及人的情志活动，如喜、怒、忧、思、悲、恐、惊等，都可以归于"神"的范畴，所以"神"与"形"都是对具体的抽象和概括，可以是同一概念级别。因此，我们将"形为格物载体"修改为"形神一体"。那么，这个"形神一体"的人的本质是气，即"气为一元"。"气为一元"是本体论的范畴，一元论已将"气"的内涵概括出来，很难再找出一个与"一元"相同级别的词进行描述。因此，我们将"气为一元整体"修改为"气为一元"。关于"理"，论坛上有专家指出应该弱化"理"，也引起了我们的思考。中医原创思维对生命进行认知的思维过程本身就是一个"求理"、"明理"、"循其理"的过程，"明理"的具体化就是"象数–形神–气"的思维逻辑，所以不能把"理"纳入思维模式之中。基于此，我们对思维的过程做了如下分析，见图6-1。

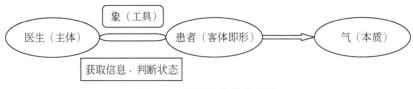

图6-1　中医思维模式过程

参 考 文 献

［1］沈国芳．不同文化背景下儿童冲突解决的策略［J］．小学科学（教师论坛），2012，（3）：137.

［2］王永炎．概念时代应重视中医学原创思维的传承与发展［J］．中华中医药学刊，2008，26（4）：677-679.

第七讲 中医原创思维模式认识方法论与科学体系

科学史告诉我们，任何一门学科的发展，都不能离开哲学，都必然采用一定的认识和方法，而方法的性质对于所产生理论的特点和实质往往具有很大的制约作用。中医原创思维源于中国传统文化和古代哲学思想，具有独特的认识论和方法论特点。因此，理解和把握中医原创思维的认识论和方法论特征，有助于对整个中医学术体系的内涵和科学性进行深入的了解。

一、中医原创思维模式认识方法论[①]

（一）认识论

认识论是探讨人类认识的本质、结构，认识与客观实在的关系，认识的前提和基础，认识发生、发展的过程及其规律，认识的真理标准等问题的哲学学说。中医原创思维具有自身独特的文化认知特点，属于科学和哲学的范畴，具有深刻的认识论内涵，其主要包括：以整体关联的视角认知自然生命；虚实互见、多态模式的思维认知；关系求衡的思维认知。

1. 以整体关联的视角认知自然生命

中医学的整体观认为，一切事物都是相互联系的，一切互相依存、相互为用的个体都不能把它从整体的关系中割裂出来而单独加以理解和定义。归纳起来，主要有以下特点。

一是提倡自然生命本质，以不破坏生命的自然状态为整体，保持生命体的完整性。中医学认为人体各个脏腑组织器官都是相互协调合作的，是整体生命机能不可分割的一部分。机体的任何功能活动，都是建立在与其他功能活动相联系的基础上，人体内部阴阳气血变化与外在信息态势即"象"是整体的、联系的、一致的。因此在分析人体的生理病理时，采用"视其外应，以知其内藏"（《灵枢·本藏》）、"司外揣内"，以表知里，以象测脏的方法，通过外在之"象"测知人体内在脏腑气机的运动状态，内外合一，体现了生命整体统一性。

二是重视人与外部世界联系的整体，即"天人相应观"。"气为本原"的内涵说明气

① 王琦. 中医原创思维的认识论与方法论 [J]. 中华中医药杂志, 2012, 27 (9): 2355-2358. (国家重点基础研究发展计划——"973"计划, "中医原创思维与健康状态辨识方法体系研究"资助项目 No. 2011CB505400)

是构成天地万物（包括人类）的本原，是联系万事万物的中介，说明人体与外界自然环境具有广泛的联系性，强调人与自然息息相关；同时说明，人与自然界有共同运动的规律，体现了生态医学、生态调节思想，即天人合一的整体观——中医学特别注重天地与人二者关系的有机协调，强调顺应自然，人与自然的统一，即"天人合一"的自然观思想。《黄帝内经》有"生气通天"说，即以阴阳二气为中介说明人与自然密切相关，其构建的医学体系和基本指导思想，一开始就将人类的生命、生息、健康和疾病置于生存环境之中，体现环境制约思想和生态医学的意义。

三是形气神是统一的整体，相互依存，相互为用。《素问病机气宜保命集》言："形以气充，气耗形病，神依气住，气纳神存"。显示了形气神三者整体性的特征，形、气、神三者是相互依存、相互为用的统一整体，体现了形气神三位一体的生命观。

四是强调时间要素的整体。物质存在和变化不仅有空间形式表现出来的解剖形态，而且有时间形式表现出来的运动过程，《灵枢·本输篇》言："此四时之序，气之所处，病之所含，藏之所宜"，《素问·八正神明论》亦言"月始生，则血气始精，卫气始行，月廓满，则血气实，肌肉坚；月廓空，则肌肉减，经络虚，卫气去"，说明人体生理病理与时间的对应关系，是中医应象思维的具体表现，强调生命时相性，生命周期性，重视生命的过程、节律和节奏，借以认识脏器法时，即生命节律和病应四时，日月等生命特征。

五是注重组合分析的整体恒动观。中医原创思维理论具有系统的人体生命活动功能信息学的质态基础，其把复杂的人体生命现象当作整体来研究，由此把握整体生命动态信息，注重在不同层面、单元之间的连接和组合方式。中医理论的这种整体恒动观贯穿在中医学的生理、病理、诊断、防治等各个方面。如在辨证上重视脏腑之间病变的影响，对患者形体、当时反应状态以及所处的自然环境进行综合分析，决不孤立地看局部病变，并且以整体联系的生理病理观直接指导治疗。

2. 虚实互见、多态模式的思维认知

人的生命与疾病现象是一个复杂的巨系统，既有实体的形态结构，又有抽象的功能状态，既有生物学的内容，又有自然、社会的内容，因此中医学对复杂事物的认识，既表现为理论思维的高度抽象，又反映实体描述的含义，是理论抽象与实体概念的综合，从而体现对人的生命现象有多态模式的思维特征。从生态学意义上表述，自然界是人类生存的基本条件。在脏腑生理上，中医藏象学约有五个理论模型，一是解剖学模型即实体观察描述模型，中医对人体不仅有功能表现方面的认识，而且也有形质结构方面的理解。如《黄帝内经》对五脏实体、张力硬度、六腑大小形态、血脉长度等均有表述，《灵枢·肠胃》还记载了解剖实例，指出人体食道长度与大小肠长度比例约 1：35，与现代解剖测量结果相近似。二是在象数思维影响下形成的方位数学模型，如《灵枢·九宫八风》，依洛书格局配布脏腑和四时方位，根据五行生成数、九宫数赋予五行方位和生成数概念等。《黄帝内经》运气七篇大论中亦载有五行生成数、九宫数并阐述五脏系列和四时、四方关系的定位，而其生成数则是指导治疗的重要理论依据。三是时间节律模型。"六节脏象"以人之六脏六器与一年时间节律的天地时序三阴三阳六节相应；"脏气法时"则言人的脏腑功能在一年四季功能各有旺衰，而且具有周期性变化，其所论述的生命节

律和疾病应四时日月等生命现象特征是人类对生物节律的早期发现；治疗上宜"因天时而调血气"，正确地测定时间才能调理好气血，才能进行正确地治疗。四是全息关系模型。主要以五行理论体现形体结构，除以五行分别归类各个脏腑及脏器相关联组织外，还运用五行生克乘侮理论阐述人体生命活动和病理表现以及藏泻、动静、升降等生命活动形式，不是单纯概括形态学上的五脏，而是从"象"的功能出发来认识和把握事物，是从整体上、功能上来认识人体生理和病理的一种功能属性、功能关系的象思维模型，说明人体各脏器在正常或病理情况下是相互联系、相互制约的。五是五神藏模型。《黄帝内经》认为神、魂、魄、意、志五种思维情志活动与人之五脏有内在联系，据此提出了情志活动与五脏相关的生理、病理、诊断、治疗等理论。

中医藏象学的五个理论模型是在中医原创思维理论影响下形成的，呈同源同质甚至同构的关系，都是从思维的角度对人体生命的高度概括，只是有的偏于表形质实体，如实体观察描述模型；有的偏于表关系，如全息关系模型；有的偏于表时间，如时间节律模型；有的偏于表数理，如象数思维影响下的方位数学模型，其蕴含着自然、社会环境、五脏、气血、阴阳等多个层面、多因素影响人体的整体状况，呈现出虚实多态的思维模型特征。

3. 关系求衡的思维认知

中医学是关系调控思维，是以关系为中心的思维方式，注重事物彼此间的联系。如五行学说在中医学的运用中，首先是将五脏归属于五体，建立了以五脏为中心，联系所属的五体、五官、五志等，从而把机体各部分联结在一起，体现了人体的整体观及人体与外在环境之间相互联系的统一性，而这种联系又具有层次性和结构性。此外，阴阳互根互用、消长平衡的关系，生理与病理间的关系，五脏与六腑间的关系，脏腑与经络的关系，经络的表里关系，方药的配伍关系等，用关系调控思维来认识人体生命现象。再则，中医学强调关系的协调，其自然观、生命观、健康观以及诊疗旨趣的调节平衡思想无处不在，把握了关系的平衡范畴就展开了它的多维性、多面性。《黄帝内经》称健康人为平人，如《素问·调经论》言："阴阳匀平，以充其形，九候若一，命曰平人"，《素问·生气通天论》亦言"阴平阳秘，精神乃治"，若阴气平和，阳气固密，阴阳平衡协调，则身体健康，精神愉悦，这也是古人对健康观的诠释。在发病的认识上，《素问·经脉别论》："生病起于过用"就是因为"过用"，超越了常度，而导致疾病的发生。在治疗原则上，《素问·至真要大论》中"谨察阴阳所在而调之，以平为期"是中医学防治疾病的主导思想，调整机体阴阳失衡是中医治疗疾病的基本原理。"疏其血气，令其调达而致和平"作为基本法则达到"治病求本"，实现疾病向健康转化。《素问·至真要大论》谓"寒者热之，热者寒之……适事为故"，体现了平衡调节的思想。

受中国传统文化的影响，中医学在医疗实践过程中逐渐形成了独特的观察、认识和研究人体生命现象和疾病规律的视角与价值观，在整体动态观、多态模式思维认知、关系求衡理念的认知思路和方法指导下，体现了中医原创思维的认识论内涵，形成了中医独特的自然观、生命观和健康观。

（二）方法论

方法论，是人们认识世界、改造世界的一般方法，是人们用什么样的方式、方法来观察事物和处理问题。方法论是普遍适用于各门具体社会科学并起指导作用的范畴、原则、理论、方法和手段的总和。中医方法论，就是要告诉人们用什么理论和方法来解决中医的理论和实践问题，其主要包括司外揣内、活体取象的认知方法，实体求证以及内求体悟的认知方法。

1. 司外揣内、活体取象的认知方法

中医学对人体生理、病理及疾病的认识，一直以活体生命现象作为研究的主体，并在此基础上进行理论思维抽象，从而有很多独特发现。以"象"为生命与疾病信息链的认知模式。在中医学里，"象"被理解为"动态、客观、真实地"折射内部机能的状态。中医理论重要的思维特点，是以表知里。这是一种通过观察表象去理解体内变化的方法。英国科学家李约瑟曾指出，"经脉与内脏有联系堪称中世纪中国在生理学方面一大发现，因为它已经涉及了今天称作内脏——皮肤反射作用的问题"。"象"不是孤立存在的，而是互有连接、有序的"信息链"。"一脏、一腑、一体、一窍"构成了一个系统，如肝在体为筋，开窍于目，其华在爪，在液为泪，在志为怒，这一系列的"象"是相互联系的，共同反映机体内在的状态信息。全息脏象提出人体某一局部有全身缩影的全息特征，如按五行藏象系列之面部色诊全息（《灵枢·五色》），眼诊之五脏全息（《灵枢·大惑》、《灵枢·五色》），耳穴有体病之全息（《灵枢·厥论》、《灵枢·五色》），舌诊之脏腑全息（《灵枢·经脉》、《灵枢·五色》篇等），寸口脉之全息（《素问·五脏别论》、《素问·脉要精微论》）等。经络现象的发现也是通过把握人体活体信息观察，把一些穴连成经，或据以往的特性推出经上孔穴的功能，根据穴位的特性又配以相应的脏腑而逐步形成的。临床上，具有不同特征的信息条目间相互关联，这些信息包括时间和空间信息、生命和疾病信息、线性和非线性信息、局部和整体信息以及反馈信息等。通过四诊采集到这些信息，再将其融合便形成一条完整的信息链，得出疾病诊断。

2. 实体求证的认知方法

中医学理论体系在其构建中，同时也注重实体与求证。实体求证是中医理论体系重要的思想方法之一。在生理认识上，把人体解剖作为认识人体的重要途径。《灵枢·经水》说："若夫八尺之士，皮肉在此，外可度量，切循而得之；其死可解剖而视之。其脏之坚脆，腑之大小，谷之多少，脉之长短，血之清浊，气之多少……皆有大数"。《素问·痿论》、《素问·脉要精微论》、《灵枢·肠胃》、《灵枢·九针论》等皆有关于人体解剖知识的描述。可见，通过解剖，对五脏的质地、六腑的容积、经脉的长短以及动静脉的情况均已有所了解。古人对形体、骨骼、血脉、筋膜等均有度量，在《素问·通评虚实论》中称为形度、骨度、脉度、筋度，这种思想路线从中医学理论构建起始到漫长的发展过程中从未中断，如解剖学自《黄帝内经》以后，北宋时期出现了最早的人体学解剖图谱——《欧希范五脏图》与《存真图》，表明11世纪以前中国解剖处于世界领先水平，直到清代王清任仍投身于人体解剖的观察研究，提出"业医诊病，当先明脏腑"。这些直观的解剖和度量方法，体现了通过实证认识世界的思维与方法。在对疾病的认识上，也是不断求证的探索过程。通过长期对不同疾病的表现及不同病理损害的观察，中医将疾病归纳为3个表述层面：一是功能状态改变，如梅核气、郁病、痞病、伤湿、疰

夏等；二是形质改变，如鹤膝风、瘰病、瘿病、疮疡丹毒、瘘疝等；三是脏器损伤，如肺痈、肺痿、肠痈、肠覃、石瘕、卒中、臌胀、血臌等。中医病名约 3900 余种，大多反映了古人求证的认识过程。在药物分类及功效的认识上，运用了观察方法、实验方法进行实证。如本草名著《本草品汇精要》、《本草纲目》采用实物观察、实地观察及动物解剖等方法进行药物分类，通过人体实验进行药物气味功效的确定。

3. 内求体悟的认知方法

中医学在特定的历史条件下形成了许多独特的思维方法，而内求体悟是中医认识人体生命现象重要的认知方法之一。象的思维，属于理性上的悟觉思维，讲求融通，反映象的流动与转化。气本体论的产生，可以使人类的认识和实践逆常识而行，"损之又损"（《庄子·知北游》），向内而求，返观内视。李时珍在《奇经八脉考》一书中说到，"经络者，内景隧道，唯返观者能照察之"，对经络的本质作了明确的说明，认为脏腑内景和经络隧道，只有通过某种锻炼和修养的人，才能内视（返观）体察认识到，其透过功能现象认识经络的本质，从"象"玄览到体内微弱信息即气的变化。《圣济总录》中亦指出"闭目内视，五脏历历分明，知其所处，然后五脏可安……视表如里，亦能驱五脏之神，为人治病"，即通过对活的人体各种外在生命征象的观察，内视经络、脏腑等气机的变化，从而进行诊疗疾病。中医利用气功修炼法来开化悟性，即强化精神，提升主观认知能力，以期能达到"以近知远"，"俱视独见"的境界，这都是内求体悟认知方法的具体体现，是气本体论在沟通主客的同时，将中医方法引向主观内求，直觉心悟之路的。因此，气本体论的形成决定了内求体悟的认知方法的产生。成中英在谈到中国哲学的思维结构时说："中国哲学的源头上重视综合直观、直觉与体验的本体思想"，"是一种纳本体体验于认知之中的思维方式，中国式思考是本体境界体验性的……"[1]。成中英关于中国传统哲学方法的见解，言中了中医思维方法的特点，道出了内求体悟产生的渊源。

在中国传统文化的模塑下和长期的临床实践过程中，中医学形成了认识人体和诊治疾病的独特方法，以司外揣内、活体取象，实体求证和内求体悟的认知方法构建和形成了中医原创思维的方法论内涵，与中医天人一体观、生命观与养生防治体系密切相关，是中医原创思维不可或缺的重要组成部分。

二、中医原创思维模式科学体系

国家科技部、教育部、中医药管理局对中医原创思维研究课题十分重视，数次召开会议，进行反复讨论，对中医原创思维研究课题的科学体系整体布局进行了如下考虑："以中国文化和哲学体系为基础，以中国马克思主义哲学和方法论为指导，对中医科学思维进行系统的梳理、总结、分析和提高。从中医理论原创思维认知方法学的视角，解析中医原创思维的形成及发展过程。重点支持中医学术思想创新的理论基础研究。"

（一）理论依据

中医原创思维课题研究难度很大，我们就本课题再次请教了李振吉副组长，他再次强调：中医原创思维方法体系与科学内涵的研究，应回答原创思维的立足之本（根本）

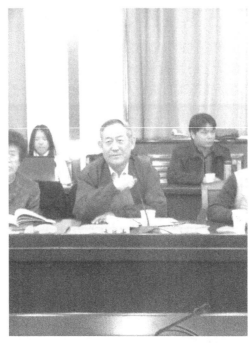

"973"项目组专家李振吉副组长对中医原创思维研究课题进行指导

是什么，并能以新的视角提出新的观点；中医原创思维方法是以什么方法进行思维的，要解答这个问题，首先要根据原创思维的立足之本进行回答。因此，这部分课题要回答什么是原创思维？其理论基础是什么？其产生背景是什么？其方法是什么？

"973"项目组专家佘靖针对本课题研究指出："以中国文化哲学为基础，从中医文献、本体研究和临床辨证思路着手，系统整体总结中医整体辨证的原创思维及其科学内涵和学术思想。中国文化哲学思想为基础，中医历代文献，名老中医学术经验为切入点，对中医学整体辨证论治科学思维进行系统分析、梳理、归纳、总结和提高，阐明中医原创思维的科学内涵，学术思想和认知方法学。

从中医原创思维、认知方法，探索一个符合中国的健康标准，研究中医临床辨证思维和中医健康状态整体辨识模型，创新中医健康理论，建立国人中医健康状态辨识标准，阐明中医健康状态的科学依据，服务于国民健康保障体系。"

（二）科学内涵

"973"项目组专家李振吉副组长对项目申报指南进行了如下说明：

1. 项目提出

（1）人类认知与思维研究，是 20 世纪下半叶以来科技领域具有战略意义的前沿课题，已成为世界各国科技发展竞争的制高点。中医学的认知与思维，具有中华民族文化和中国古代哲学特点，与基于西方文化的认知与思维迥然不同。中医原创思维，源于中国古代哲学思想，以民族文化为基础，具有整体辨证思维特点，属于中华民族独有的原始创新性思维。基于中医的原创思维，中医学对生命健康与疾病的认识，与现代医学有着不同的特点与优势。中医原创思维与认知的理论体系和方法，对现代科学的发展具有重要的启示作用。

（2）当今医学已从疾病医学转向健康医学，人类健康的研究已成为世界各国人口与健康领域的前沿课题。面对国家构建全民基本保障体系的重大战略需求，研究中医健康状态认知理论，对于更好地指导养生保健，维护民众健康具有重要意义。基于中医原创思维，研究中医健康状态认知理论，探索建立适宜的中医健康辨识方法，具有重要的理论意义和应用价值。

2. 研究目标

（1）系统整理、总结中医原创思维的理论与方法及其科学内涵。

（2）基于中医原创思维，研究中医健康状态的认知理论，探索建立适合国人的中医健康辨识方法体系。

3. 研究重点

（1）以中国文化和哲学思想为基础，以中医学历代文献研究和名老中医专家学术经验研究为切入点，以中医理论体系为核心，对中医整体辨证的科学思维，进行系统整理、分析总结和提高，阐明中医原创思维的方法体系及其科学内涵。

（2）基于中医原创思维和认知方法，充分吸收现代科学思维与认知研究的优秀成果，揭示中医学认知的理论、规律和方法，创新中医学的认知理论，并阐明其科学内涵。基于中医学的原创思维，探索中医健康状态辨识的测量理论和指标体系，阐明其科学内涵，创建适合国人的中医健康辨识方法。

参 考 文 献

［1］叶新苗，唐云．中医阴阳学说源流研究［J］．浙江中医学院学报，1998，（3）：228-230.

第八讲 中医原创思维特质及其与西医思维比较

本课题组经过研究提出中医原创思维模式是"取象运数，形神一体，气为一元"的整体思维模式，即中医学的"象数观-形神观-一元观"。中医原创思维模式来源于中华文化，它是以哲学思维的方式，通过长期临床实践的总结而升华成独特科学理论体系，蕴含了思维活动的三个要素，反映了认知的过程，体现了中医认知的特点，走向了思维科学前沿。

一、中医原创思维特质

1. 蕴含了思维要素

思维模式是以一定的文化背景、知识结构、习惯和方法等因素构成，是主体认识过程中特定的稳态格局与秩序[1]。可见，思维模式是一个由许多不同要素、方面所构成的思维活动的复杂系统，是由思维诸要素相互作用、相互结合而形成的相对定型、相对稳定的思维样式。思维模式中的思维要素包括知识结构、思维方式、价值观念和情感结构等。任何一种思维模式都是思维诸要素结合而成的，中医原创思维模式亦不例外。

任何一种思维模式的产生都有其深刻的文化内涵，中医原创思维模式是以中国传统文化为知识基础，并涉及天文、历法、气象、哲学、数学、地理、心理等多学科内容，知识内涵宏富，并具有开放、动态、多层次和融通的构架。再则，中医原创思维模式是多种思维方式综合的结果，有直觉思维、形象思维、灵感思维、顿悟思维，共同体现了中医原创思维模式的思维特征，它们或者借助类比、直觉、灵感等创造出新办法、新概念、新形象、新观点，从而使人们对生命现象和疾病规律的认识或实践取得突破性进展。临床上面对各种各样病症的复杂生命现象，我们从什么角度、在什么层次上收集这些信息，这不只是取决于思维模式中知识结构的性质，而主要取决于思维模式中的价值观念。中医原创思维模式通过围绕"象数-形神-气"，选择符合其思维规律和价值观念的客体信息，舍弃与其不符合的客体信息，从而使思维带有价值色彩，成为对主体有用的思维，以此做到"知犯何逆，随证治之"。中医原创思维有着丰厚的中国文化底蕴，不仅具有科学属性，而且具有人文属性，应用该模式在进行诊疗疾病时，必然带有强烈的中医人文情怀，正因为这种强烈的人文情怀，影响并驱动着中医原创思维模式对客体的诊疗活动。综上所述，中医原创思维模式是由知识结构、思维方式、价值观念、情感结构组成的有机整体，各要素相互作用、相互结合，构成内在的、有机的联系，形成一系列的信息加工、整理模式。

思维活动是一个由多种因素构成的动态系统，思维对象、思维主体和思维方法是思维活动中最基本和最主要的三个要素。中医原创思维模式是以医者作为思维活动的主体，以象数作为思维工具，进而认识思维对象即作为客体存在的人。因此，无论从思维模式构成的要素，还是思维活动包含的要素来看，中医原创思维模式均有蕴含。

2. 反映了认知过程

认知是大脑对外界信息的加工处理过程，即信息是如何获得、贮存、加工和使用的，具体表现为感知觉、表象、记忆和思维等过程[2]。中医思维过程是医者在进行诊疗的过程中，通过大脑的感知把"四诊"信息融会、上升，揭示认知对象本质的规律。如医者运用望、闻、问、切等多种诊断方法，收集认知对象反映出来的客观信息，如病人全身的气色、形态、神志等外在征象，在大脑中形成表象以后，通过比较、分析和综合，从较多的个别现象中，发现事物的属性和它们之间的共性，以寻找病证的根源和病变的本质，"立象表意"。

"取象运数，形神一体，气为一元"的中医原创思维模式反映了认知过程是起始于现象，深入于事物，寻求于规律，归结于一气，由现象到本原的一个认知过程。从整个思维模式来说，中医认识疾病的思维过程，是以象数思维作为认识的起点，以"象"作为信息，只要有事物存在，就会有外在表现，也就是事物的"象"。当获得"象"的信息后，亦即随着认识的逐次渐进，从认识主体（医者）到认识客体（生命现象），而这个客体是形神一体的。人类的认识规律是从现象的外在性深入到实质，而"气"作为宇宙万物的本原，是认识过程的最后归本阶段，气机的升降出入，维持着人体动态平衡，贯穿于生命的全过程。如此，由"象数"作为认识起点，到客体之"形神"，再到融通整体之"气"渐次递进形成了整个思维模式的认识过程。进行课题论证和书面评价时，国医大师李振华指出："'取象运数，形神一体，气为一元'的中医原创思维模式完全符合中医学的思维模式和思维要素的界定，并对'象数'、'形神'、'气'之内涵进行详细的阐述，其反映了思维的认识过程。"

3. 体现了认知特点

中医学最大的认知特点是整体观。中医学的整体观是天人合一的，是一个不肢解、不破坏、不干扰的自然态，是一个不被破坏的整体，集中体现了思维关联性的特征。整体观认为一切事物都是相互联系的，一切互相依存、相互为用的个体都不能把它从整体的关系中割裂出来而单独加以理解和定义，这一思想贯穿在中医学的生理、病理、诊断、防治等各个方面。中医原创思维模式的"象数观"、"形神观"、"一元观"均体现了整体观的认知特点。如在诊疗思维活动过程中，以"象数"为工具，采用"视其外应，以知其内藏"（《灵枢·本藏》）、"司外揣内"，"以表知里，以象测脏"的方法，通过外在之"象"测知人体内在脏腑气机的运动状态，内外合一，体现了生命整体统一性。在生命现象的认识上，认为作为客体的人是形神一体，相互依存，相互为用，不可分割。"形与神俱"显示了生命整体性的特征。气为世界万物的本原，气的物质性、气的运动联系性等气一元论内涵不仅从气本元论或本体论的角度阐明了整个物质世界的统一性，又说明了人体与外界自然环境具有广泛的联系性，体现了"天人合一"的整体观思想。此外，中医原创思维模式亦呈现了认知的整体思维模式，它通过象数思维、形神一体观、"气一元论"把握整体生命动态信息，从现象到本质，注重在不同层面、单元之间的连接和组合方式。因此，中医原创思维模式体现了整体论的认知特点，具有整体、连续、动态、有序的特征，体现了主客一体，定性定量相结合，天人合一的关系。在进行课题论证和书面评价时，国医大师路志正指出："王琦教授创见性提出'取象运数，形神一体，气为一元'的中医原创思维模式，从思维科学的角度阐明了中医理论的认知特点和内在规律。'象数–形神–气'三者是一个不可分割的整体，其在理论认知上体现了中医学的特点——整体论原则，表明中医思维是'天人合一'、主客交融、物我一体，是一个不破坏、不干扰、自然态的整体……展现了人与自然及人体自身整体论思维图景。"

4. 走向了思维科学前沿

中医原创思维模式蕴含了什么科学价值？首先，它体现了对中国哲学及思维的贡献。中医原创思维模式是根源于中国传统文化和中国哲学，是从中医理论研究的源头做起，概括了中医学的哲学观，树立了鲜明的、独有的世界观、认识论和方法论，体现了中国哲学的生命力，印证了哲学的指导意义，印证了哲学与人文的关系，从哲学的高度把握了中医学发展的大方向。"象数观"、"形神观"、"一元观"准确提炼和概括了中医思维模式的基本内涵，完全符合中医学的思维模式和思维要素的界定，理清了思维要素间的关系，概括了中医思维认识的工具和本原，反映了思维认识过程，体现了认知特点，展现了人与自然及人体自身整体论思维图景，蕴含了丰富的复杂性科学思维方法，为现代哲学由逻辑思维走向非逻辑思维提供借鉴。再则，它回应了文化质疑。中医原创思维模式从本质上区别于西方不同的思维模式，回答了中西医对生命与健康的认识和理解，并从概念、范畴、思维方式、实践目标等方面进行比较，从而能够回应哲学界、文化界、思想界、科学界的质疑。同时中医原创思维模式促进了中医学自身的发展。中医原创思维模式的研究回归和坚持中医自身理论研究的大方向，把握中医学理论的自身主体性，对中医学的开创与形成、系统构建的认知以及自身规律的进一步发展，具有重要的指导性意义；对中医思想、中医理论、中医文化的认定及继承发扬，具有重要的、历史的、现实的应用价值；对制定中医临床、教学、科研方面的规章制度具有重要的参考价值。进行课题论证和书面评价时，国医大师周仲瑛指出："'象数–形神–气'整体思维模式是中医学独特的中医原创思维，是中华民族最具原始创新的领域，它以不同于西医学的视角与思维方式认识生命与健康，形成了独特的概念和理论体系。该课题研究对阐明中医自身理论认知的特点，反映了认识路线，寻求其内在规律，明确今后中医自身发展方向，进行创造性转化，实现学术创新、实现理论飞跃等都具有重要的指导意义"。国医大师张学文亦指出："此研究成果深化了中医原创思维'象为信息，形为载体，气为本原'的整体思维模式，以科学的新概念阐释了东西方科学史界、思想界一系列关于中国传统文化认同的难题。同时，此研究成果还将为当代思维科学提供史实内涵，并有力促进原创科技创新。"

二、中西医思维特质比较①

中西医是医学领域两个不同的体系，由于产生的文化背景、哲学基础及所经历的社会发展道路不同，决定了其理论体系、认识路线、思维方法、诊疗模式等方面存在着明显差异。在东西方文化观念的交流和碰撞中，研究和分析二者的差异性，比较探讨二者的认识路线，将为中西医学理论思维的发展提供有益的借鉴。

1. 中医以宏观整体认识生命现象，西医以还原分析为特征

古人对自然界的认识具有直接综合的特点，善于从宏观上把握事物的本质，认为人与天地万物是统一体，人自身也是统一体，认为整体不可以还原为部分，坚持把现实事物看成是一个自组织的有机系统，如"天人合一"、"三才之道"等是古人整体观的体现。脱胎于中国传统文化的中医学不但认为人体是一个整体，而且认为人与自然、社会，机体与精神也是一个整体，把人体生命活动与自然界、人类社会的变化作为一个相互联系的整体运动来认识，强调人与自然的和谐统一，重视人的生命现象与时令气候、昼夜晨昏、地土方宜的关系，如《灵枢·岁露论》言："人与天地相参也，与日月相应也"。中医理论蕴含了系统方法，中医的系统方法从一开始就强调人体自身的完整性，人与自然的统一性，人与社会环境的相关性，对每一个部分的认识都要把它放入与整体的联系中予以考察，提示了整体观念是中医理论体系的核心之一。

还原论是欧洲原子论和科技革命的产物。西医学是在西方哲学及科学的背景下发展起来的。既往，西医学的还原分析思维认为人的整体由部分组合而成，认为只有把部分弄清楚了才有可能真正地把握整体，因此，其将人体分解成一个个相对简单的部分，然后单独地进行研究，由器官、系统水平一直追溯到组织细胞水平和分子水平，努力寻找作为病原本质的微观粒子和作为疾病本质的微观客体。近几百年来的医学实践证明在还原论与分析法的指引下，医学科学获得了显著的进步，取得了喜人的成果。随着复杂性科学研究的兴起和深入，复杂性科学被誉为"21 世纪的科学"，成为当代科学发展的前沿之一。英国《自然》杂志的主编坎贝尔博士就世界科技发展趋势发表看法说：目前对生命科学的研究仍然局限在局部细节上，尚没有从整个生命系统角度去研究，未来对生命科学的研究应当上升到一个整体的、系统的高度，因为生命是一个整体[3]。它给人们提供了一种研究自然界和人类社会中复杂现象的新角度和新的方法论。从医学自身发展的角度来看，未来医学发展的朝向应当是与当代先进科学哲学思想相结合，走向复杂性科学。

2. 中医以气一元论为生命观，西医以身心二元论为生命观

中医对生命的物质与功能关系的认识不是用二元论，而是用一元论来解释生命现象，并通过气化论来表达生命活动状态。阐述气化是一个沟通各组织器官之间的联系而形成

———————————

①　王琦. 中西医思维特质比较 [J]. 中华中医药杂志, 2012, 27 (10)：2604-2606.（国家重点基础研究发展计划——"973"计划，"中医原创思维与健康状态辨识方法体系研究"资助项目 No. 2011CB505400）

有机整体，使人体各个系统成为活的有机整体过程，形成了气一元论的整体生命观。中医通过气将人与天地联系为一个整体，如《素问·宝命全形论》说："人以天地之气生"；通过气将人体五脏六腑、四肢百骸、五官九窍、经络根结联系为一个整体，《素问·六微旨大论》言："是以升降出入，无器不有"，《灵枢·决气》亦言："余闻人有精、气、血、津液、脉，余意以为一气耳"。说明气弥散于躯体之内，各组织器官之间，周流不息，无所不至，体现其整体性的特点。西方人以二元论构建生命观。笛卡尔第一次提出身心二元论的系统理论将心灵与脑和身体分离，认为心灵与物质是两个相互对立的实体，为西医解剖学开路。疾病被看成是一种发生于躯体之上的、可以完全脱离病人而独立存在的实体。同时，诊断疾病必须依靠躯体方面的客观病理证据才能明确，那些不确定的、无法测量和观察的主观现象，如潜意识等都不能作为疾病诊断的对象，形成身心二元论的生命观。20世纪以来，疾病谱发生变化、社会老龄化的巨大压力、传染病的新威胁、伦理道德和法律问题的困惑，造成心理因素性和社会因素性的疾病显著增加。人们重新审视生物医学模式。美国罗彻斯特大学医学院精神病学和内科教授恩格尔在1977年《科学》杂志上指出生物医学模式不能解释并解决所有的医学问题，提出了"生物–心理–社会医学模式"，即既从生物学方面，又从心理和社会方面看待人类健康和疾病模式，说明了人是生理、心理与精神的统一体，是个体、环境、社会和历史的多维度的契合。医学模式的这种转化已引起医学领域许多方面发生了变革，促使了现代医学的巨大进步。

3. 中医以时间为本体，西医以空间为本体

一切物质的存在形式，都离不开时间与空间。时空二者不可分割，但又是各具特殊意义的两个不同的方面。因此，人们在认识世界时，对时间和空间必定有所选择，或以空间为主，时间为辅；或以时间为主，空间为辅。中医学主要是以时间为本位看世界的，认为人体是一种按时相展开的生命过程。在个体发育过程中，人体的发展经历了"稚阴稚阳"之幼年、"气血渐充"之青年、"阴阳充盛"之壮年和"五脏衰弱"之老年等不同阶段，反映了个体发展的时相性和阶段性。中医描述人体的生命过程有生、长、壮、老、已的不同阶段，表现其生命现象和规律，如《素问·上古天真论》："女子七岁肾气盛，齿更发长；二七而天癸至，任脉通，太冲脉盛，月事以时下，故有子；三七肾气平均，故真牙生而长极；四七筋骨坚，发长极，身体盛壮；五七阳明脉衰，面始焦，发始堕；六七三阳脉衰于上，面皆焦，发始白；七七任脉虚，太冲脉衰少，天癸竭，地道不通，故形坏而无子也"。此外，中医的脉应四时、四时病理、四时发病、顺时用药、子午流注等均强调时间本体，如《黄帝内经》强调"脏气法时"之论（《素问·脏气法时论》）；在诊治疾病应当依从时间之道，"顺天之时，而病可与期，顺者为工，逆者为粗"（《灵枢·顺气一日分为四时》）。基于还原论的西医学主要是以空间为本位。还原论以实体本原论为出发点，由宏观到微观探索物质的空间结构，希望用最基本的物质组成说明世界的本源，主张通过调整和修善对象的物质构造，以使对象恢复原状。20世纪70年代，美国科学家创立了现代时间生物学理论，认为在自然界中，从最简单的单细胞生物到人类的生命活动均呈现时间节律性，具有周期和振幅等特征，并将其应用于医学领域，由此产生了时间医学。近年来，时间医学在基础研究和临床应用上都取得了较为显著的进展，时间空间生物学、时间治疗学以及昼夜节律机制等已成为目前研究的热点。可见，

近年来西医学的发展亦逐渐倾向并重视对人体生理、病理等时间规律性的认识，这和中医学具有不谋而合的一致性。

4. 中医注重功能与关系，西医注重实体与结构

中医学探讨人体的生理病理特性主要不是从解剖、结构、实体的角度，而是注重从事物的功能、属性、行为、程序、关系、效验等方面对事物进行研究，其在理论上展示了作为一种程序系统的人体功能系统不同于解剖学实体结构系统的根本属性。中医理论体现着动态的功能调节关系思维，其思维方式注重事物彼此之间的关系，包括信息、系统、控制等，目的是解释世界是如何存在的，事物之间存在什么样的关系等。如在藏象学说中讲五脏之间的关系，脏腑表里配属的关系，生理功能与病变的关系，五脏与形体诸窍的关系，脏腑与经络的关系，沟通人体内外环境的关系等。其他如在发病学上讲正邪关系，治疗学上讲虚实补泻关系、标本缓急关系，方剂学上讲君、臣、佐、使配伍关系，药物学上讲升、降、浮、沉关系等。西医学是以解剖学为基础，其思维的着眼点在于形体器质性的改变及具体的各种物理、化学机制，研究逐渐向微细方向深入，甚至到达细胞、亚细胞及分子水平，注重于元素及结构的分析，是一种实体思维。实体思维使人们相信，一切现象、一切表现都是某个实体存在。任何疾病的发生都必须找到客观实体作为确信无疑的证据，如支原体、衣原体、病毒、细菌等，要求实际客观存在，而非虚拟的现实。从解剖形态研究入手认识人体的生命现象是一条不可或缺的重要途径。但在今天，科学的发展已经越来越显示，机体的功能活动是以一种超越结构单位的系统质的方式产生存在的，它评价的是个体的器官功能而非器官的病理。因此，西方医学逐渐确立了以功能程序系统为中心的研究方法和路向，出现了冲破解剖学视野的趋势。

5. 中医注重动态变化，西医注重静态观察

中医学认为人体与外界自然环境的关系，人体生命、健康和疾病是一个普遍联系和永恒运动变化着的过程。如人体的阴阳二气相互对立、制约、转化，始终处于此消彼长的不断变化的状态；五行的相生相克、相乘相侮关系，亦体现了恒动的整体观念。《素问·天元纪大论》曰："动静相召，上下相临，阴阳相错，而变由生也"。动静互相为用，促进生命体的运动变化、发生发展。"一动一静，互为其根"（《太极图说》），《格致余论》言："天之生物，故恒于动，人之有生，亦恒于动"。可见，中医具有恒动变异的思维特征。西医的产生和发展有赖于人体解剖学的产生。以还原分析为特征的西医学，是以揭示人体器官、组织、细胞、分子的单个结构为目的。西医主要从单个结构考虑生命现象，对组织细胞结构的研究多是在静态方式的条件下进行的。20 世纪 70 年代，功能医学作为一个具有科学基础的完整性医学理论体系被提出来，它把人体看作一个整体，所有系统功能如内分泌系统、免疫系统、神经系统等都是相连的，其理念认为人体处于动态的平衡之中，当平衡被打破时，人就会生病。可见，西医学界亦逐渐将这种动态变化的思想运用于医学领域，并逐渐调整自己的方向。

6. 中医是取象运数的思维方法，西医是形式逻辑加实验的思维方法

象数思维是中国传统文化特有的思维方式，古人认识事物皆从象数入手。《左传·僖

公十五年》载韩简："物生而后有象，象而后有滋，滋而后有数"，表达了以象为主论述事物的有序性，而物质世界必然有"数"，万物皆有定数。中医学以象数构建中医理论，如藏象、三阴三阳、五运六气、经络穴位、解剖生理等与象数皆有深刻联系。《黄帝内经》有"数与形"的原始数学思想，有生命运动的"大数"、"常数"等定量思想，以及对色、脉变化数量的揣度。如《素问·金匮真言论》"东方、肝、木，其数八"。西方自然科学的思维方法主要是逻辑思维，其形成过程主要是在实验条件控制下进行观察，然后再对观察结果进行抽象和概括。西医的观察过程亦是如此：在解剖条件下，对人体结构的观察以及在动物施以实验控制条件下，对其生理过程的观察等，是逻辑加实验的思维方法。

以往，人们总是认为只有形式逻辑加实验才能是科学，爱因斯坦却提出，为什么中国没有走形式逻辑加实验的道路却形成了众多古代成就？这个问题很少有人回答过，我们的答案：那是因为采用了非逻辑形式的思维，如形象思维、直觉思维、灵感思维等。但为什么16世纪以后近现代文明没有在中国发生？这就是著名的李约瑟之问。近400年来，还原论一直占据世界科学的统治地位，一切以还原论的"科学标准"为标准来衡量事物，中医的思维方式亦必然受到冷落和质疑。但是在当代思潮中，涌现了很多新理论，比如说蝴蝶效应、沙堆理论，这些都是著名的论断。既然蝴蝶效应、沙堆理论是理论，是科学，那中医学讲的提壶揭盖、逆流挽舟、釜底抽薪、"膀胱者州都之官"是不是理论？是不是科学？他们都采用了类比、隐喻的方法建立理论模型，这是系统科学、复杂性科学最大的一个特点。所以，我们认为科学思维不仅仅是逻辑加实验，形象思维、隐喻、类比、思辨等都是科学思维，都可以取得光辉的成就。钱学森说："形象思维是21世纪科学的突破口！"中医学在实践–理论–实践不断求故明理的过程中，以"象数"、"形神"、"气"构建的与单纯形态结构不同的整体认知模式和思维方法研究解读人体的生命、健康和疾病现象是科学思维，而且是对接思维科学前沿的。

世界是丰富多彩的，人类文化是多元的。东西方文化都是人类共同的文明，它们不是排斥、替代的关系，而是互补、互动的关系，多元文化的和谐共生已渐成哲人们的共识。中西医学各有其优势与不足，它们应当宏观与微观、时间与空间、功能与结构相互补充，和谐共存。中医学要从"绝缘体"变成"导体"，要在现代与传统，东方与西方的和谐共振中，弘扬民族性，走向国际共享性，使之在时空的延续与变异中，为适应时代进步，适应人类医疗保健的需求而努力。费孝通先生有一句话："各美其美，美人之美，美美与共，天下大同"。"和而不同"，这是中西医学发展的方向。

参 考 文 献

[1] 林喆. 论思维模式的建构及其沟通 [J]. 思想战线, 1990,（5）: 12-19.

[2] 杨巧芳.《黄帝内经》对认知过程的认识 [J]. 长春中医药大学学报, 2011,（1）: 1-2.

[3] 中国中医药报社. 哲眼看中医 [M]. 北京: 北京科学技术出版社, 2005: 13.

第九讲　中医原创思维模式实践转化与应用

一、科学哲学的实践转化

思维是人脑对客观现实概括的和间接的反映，它反映的是事物的本质和事物间规律性的联系。思维方式是人们大脑活动的内在程式，它是个体习惯性思考问题和行为的模式，它对人们的言行起决定性作用。

在哲学理论层面，思维方式为其内在的思维逻辑，表现着哲学对待事物的方式、理解事物的模式、处理事物的方法。从一定意义上讲，哲学本身就是人类用来理解和掌握世界的理性化、理论化、范畴化的思维方式。不同性质的哲学流派，往往也是由不同的思维方式所导致的。思维方式的变革是哲学范式转换的重要标志之一。

"实践是检验真理的唯一标准"，哲学理论也是在实践中存在，而不是在结果中存在的。恩格斯指出："原则不是研究的出发点，而是它的最终结果；这些原则不是被应用于自然界和人类历史，而是从它们中抽象出来的；不是自然界和人类去适应原则，而是原则只有在符合自然界和历史的情况下才是正确的。"[1]实践思维方式要求人们不把理论当教条，而当作行动的指南；要求人们不恪守任何与实践相背离的抽象原则，而是把原则与实践紧密相联，用原则指导实践，并在实践中检验、修正、发展原则。人的主体是哲学理论实践的中介。哲学的发展是一种开放式的、发展着的理论，实践经验的积累与对新兴理论的吸收使其发展永远焕发出青春的活力，其实践观就是在实践中学习、总结、吸收各方面合理性因素的基础上进行自身的完善与提升。实践的过程就是寻求发展的过程，它是对于客观与主观、现实与历史的统一，这就是哲学实践观的内在意蕴。

为什么科学哲学需要向实践转换？首先，我们得明白实践思维方式的意义是什么。其核心在于一种全新的、科学的思维方式的创立，推进了哲学思维方式的发展，彻底地转换了我们的哲学思维。实践思维不是提出某一新思想，而是改变我们看世界、思考存在的方式或维度。实践思维不再抽象孤立地考察物质或精神实体，而是把人的生活、实践作为一个整体来考察。在实践思维方式看来，存在不只是"实体"，更是"关系"；不只是"关系"，更是"过程"；不是纯客观化的过程，而是以主体及其实践为轴心不断创造和显现的过程，是主客体相互作用、双向深化的动态系列。

二、中医原创思维模式的实践应用

医学模式的演变反映了人类对疾病实践过程中，认识由浅入深的过程。医学模式是对一种医学在诊断和治疗疾病中的主导思想的高度概括，即用最精炼的语言勾画出该医学诊疗的基本规律的框架，同时它也往往反映了该医学的主要特征，医学思维模式的形成、发展及完善，直接反映了人类对自然、社会和自身的认知程度，也是人类对疾病的诊断和治疗手段不断完善加深的过程。

中医的理论必须对中医临床实践产生指导作用，体现应用价值，这是中医理论的出发点和归宿。中医原创思维作为前人认识世界和生命现象的重要方法，是中医药理论形成的源头，对中医学的发展起着至关重要的作用，它将生理功能、病理现象、形态结构、诊断治疗、养生保健、药物的性味归经等都融汇其中，糅合为一个整体，以此形成了中医学的理论体系并应用于实践当中。"取象运数，形神一体，气为一元"的中医原创思维模式可从中医理论与临床中得到充分体现，并起到思维的指导作用。

（一）中医原创思维的医案选录评析

医案是中医诊疗实践活动的记录，蕴含着医家的临床经验和思维活动，能够反映出医家在理法方药等方面的综合运用的信息流。通过研究和梳理医案，不仅能够挖掘出医家的临床思维——诊疗的心路历程，而且能够丰富和深化中医学理论知识，为临床疗效的提高开阔思路。我们从原创思维的角度，通过文献梳理，选录了部分中医医案医话进行评析，以更好印证和理解中医原创思维模式。

《伤寒论》

太阳中风，阳浮而阴弱，阳浮者，热自发；阴弱者，汗自出。啬啬恶寒，淅淅恶风，翕翕发热，鼻鸣干呕者，桂枝汤主之。（第12条）

象：脉象——阳浮阴弱，即关前（寸）脉浮，关后（尺）脉弱。

体象——啬啬恶寒，淅淅恶风，汗自出。

数：感觉程度——恶寒之啬啬，恶风之淅淅，均表明太阳中风表证怕冷的程度之数。

发热程度——发热之翕翕，说明表热不甚，如羽毛之拂温和发热，表明了太阳中风表证发热的程度之数。

形："啬啬恶寒"，形寒畏缩怕冷之状。

神：畏怯貌。

气：营卫之气不和。

太阳病，发汗，遂漏不止，其人恶风，小便难，四肢微急，难以屈伸者，桂枝加附子汤主之。（第20条）

象：征象——恶风、恶寒之象。

数：程度——汗出不止，小便几乎没有。

形：形态——四肢微有拘急（拘挛、痉挛），屈伸不利。

神：神态不爽、倦怠。

气：发汗，伤津液亡阳。

太阴之为病，腹满而吐，食不下，自利益甚，时腹自痛。若下之，必胸下结硬。（第273条）

象：征象——腹满。

数：程度——自利益甚。

次数：时腹自痛。

预测之数——若下之，必胸下结硬。

形：脏腑形态——腹部胀满。

神：因身痛腹满而神衰。

气：阴寒之气在内。

少阴病，身体痛，手足寒，骨节痛，脉沉者，附子汤主之。（第305条）

象：脉象——脉沉。

征象——手足寒。

数：程度之数——痛、寒。

形：形体部位——身体骨节。

神：神乏。

气：阳气不足。

少阴病，饮食入口则吐，心中温温欲吐，复不能吐，始得之，手足寒，脉弦迟者，此胸中实，不可下也，当吐之。若膈上有寒饮，干呕者，不可吐也，急温之，宜四逆汤。（第324条）

象：脉象——脉弦迟。

手足寒数：程度之数——脉迟。

形：形体部位——手足寒，膈上有寒饮。

神：心中温温。

气：少阴阳气虚，寒饮停滞。

《诸病源候论》

风半身不随者，脾胃气弱，血气偏虚，为风邪所乘故也。脾胃为水谷之海，水谷之精化为血气，润养身体。脾胃既弱，水谷之精润养不周，致血气偏虚，而为风邪所侵，故半身不随也。

诊其寸口沉细，名曰阳内之阴。病苦悲伤不乐，恶闻人声，少气，时汗出，臂偏不举。又寸口偏绝者，则偏不随；其两手尽绝者，不可治也。（《风病》）

象：脉象——寸口沉细。

征象——半身不遂。

数：时汗出。

预测之数——寸口偏绝者，则偏不随；其两手尽绝者，不可治也。

形：体位——臂偏不举。

神：悲伤不乐。

气：血气偏虚，风邪所中。

风热病者，风热之气先从皮毛入于肺也。肺为五脏上盖，候身之皮毛。若肤腠虚，则风热之气先伤皮毛，乃入肺也。其状，使人恶风寒战，目欲脱，涕唾出。候之三日内及五日内，目不精明者是也。七八日，微有青黄脓涕，如弹丸大，从口鼻内出，为善也。若不出，则伤肺，变咳嗽唾脓血也。（《风病》）

　　象：征象——恶风寒战，咳嗽唾脓血。

　　数：程度——脓涕，如弹丸大。

　　预测之数——候之三日内及五日内，七八日。

　　形：目欲脱，涕唾出。

　　神：精神不振。

　　气：风热之气伤肺。

　　结胸者，谓热毒结聚于心胸也。此由病发于阳，而早下之，热气乘虚而痞结不散也。按之痛，其脉寸口浮，关上反自沉是也。脉大，不可下，下之即死。脉浮而大，下之为逆。若阳脉浮，关上小细沉紧，而饮食如故，时小便利者，名为脏结。脏结病，舌上白胎滑，为难治。不往来寒热，其人反静，舌上不胎者，不可攻之。（《伤寒病》）

　　象：脉象——脉寸口浮，关上反自沉；脉大；脉浮而大。

　　舌象——舌上白胎滑。

　　数：预测之数——脉大，不可下，下之即死。脉浮而大，下之为逆。

　　脏结病，舌上白胎滑，为难治。不往来寒热，其人反静，舌上不胎者，不可攻之。

　　形：热毒结聚于心胸。

　　神：神扰。

　　气：热气乘虚而痞结不散。

　　夫患热者，皆由血气有虚实。邪在脾胃，阳气有余，阴气不足，则风邪不得宣散，因而生热，热搏于腑脏，故为病热也。

　　诊其脉，关上浮而数，胃中有热；滑而疾者，亦为有热；弱者无胃气，是为虚热。趺阳脉数者，胃中有热，热则消谷引食。趺阳脉粗而浮者，其病难治。若病者苦发热，身体疼痛，此为表有病，其脉自当浮，今脉反沉而迟，故知难瘥；其人不即得愈，必当死，以其病与脉相反故也。（《冷热病》）

　　象：脉象——关上浮而数或滑而疾或弱；脉沉而迟等。

　　数：脉数，脉疾。

　　预测之数——趺阳脉数者，胃中有热，热则消谷引食。趺阳脉粗而浮者，其病难治。脉反沉而迟，必当死，以其病与脉相反故也。

　　形：部位——邪在脾胃。

　　形态——身体疼痛。

　　神：精神不振。

　　气：阳气有余，阴气不足。

　　夫百病皆生于气，故怒则气上，喜则气缓，悲则气消，恐则气下，寒则气收聚，热则腠理开而气泄，忧则气乱，劳则气耗，思则气结，九气不同。

怒则气逆，甚则呕血，及食而气逆上也。喜则气和，荣卫行通利，故气缓焉。悲则心系急，肺布叶举，使上焦不通，荣卫不散，热气在内，故气消也。恐则精却，精却则上焦闭，闭则气还，还则下焦胀，故气不行。寒则经络凝涩，故气收聚也。热则腠理开，荣卫通，故汗大泄也。忧则心无所寄，神无所归，虑无所定，故气乱矣。劳则喘且汗，外内皆越，故气耗矣。思则身心有所止，气留不行，故气结矣。

诊寸口脉伏，胸中逆气，是诸气上冲胸中。故上气、面肿、膊息，其脉浮大，不治。上气，脉躁而喘者，属肺；肺胀欲作风水，发汗愈。脉洪则为气。其脉虚宁伏匿者生，牢强者死。喘息低仰，其脉滑，手足温者，生也；涩而四末寒者，死也。上气脉数者死，谓其形损故也。（《气病》）

象：脉象——寸口脉伏，脉滑、涩。

数：脉数。

形：面肿；肺胀。

神：躁。

气：诸气上冲。

《备急千金要方》

吴茱萸汤

治妇人先有寒冷，胸满痛，或心腹刺痛，或呕吐食少，或肿，或寒，或下痢，气息绵欲绝，产后益剧，皆主之方。（《妇人方·心腹痛》）

象：寒冷胸满痛，呕吐食少或心腹刺痛。

数：程度之数——食少。

形：或肿或塞。

神：气息绵绵。

气：阴气留滞，胃中虚寒。

破积乌头丸

治妇人心腹积聚，气闷胀，疝瘕，内伤瘀血，产乳余疾及诸不足。劳气食气，胃满吐逆，其病头重结痛，小便赤黄，大下气方。（《妇人方·杂治》）

象：胃满吐逆。

数：程度之数——头重痛。

形：形态——心腹积聚，疝瘕。

神：气劳神怯。

气：心腹寒气积聚。

干地黄当归丸

治月水不通，或一月再来，或隔月不至，或多或少或淋沥不断，或来而腰腹刺痛不可忍，四体虚弱，不欲饮食，心腹坚痛，有青黄黑色水下，或如清水，不欲行动，举体沉重，惟思眠卧，欲食酸物，虚乏黄瘦方。（《妇人方·月水不通》）

象：征象——虚乏黄瘦之象。

数：时间之数——月水不通，或一月再来，或隔月不至。

程度之数——或多或少或淋沥不断，或来而腰腹刺痛不可忍。

形：心腹坚痛；举体沉重。

神：惟思眠卧。

气：气血两亏，经水失调。

内补石斛秦艽散

治风虚脚弱，手足拘挛，疼痹不能行。脚趺肿上膝，小腹坚如绳约，气息常如忧恚，不能食饮，皆由五劳七伤，肾气不足，受风湿故也，此方悉主之。（《风毒脚气·诸散》）

象：征象——脚弱，手足拘挛之象。

数：五劳七伤。

形：脚趺肿上膝，小腹坚如绳约。

神：忧恚。

气：肾气不足，风湿所伤。

小续命汤

治猝中风欲死，身体缓急口目不正，舌强不能语，奄奄忽忽，神情闷乱。

诸风服之皆验，不虚方令人。（《治诸风方·诸风》）

象：面象——口目不正。

数：程度之数——气息奄奄忽忽。

形：半身不遂。

神：神志闷乱。

气：正气内虚，风邪外袭正气不守。

独活寄生汤

夫腰背痛者，皆由肾气虚弱、卧冷湿地当风得之，不时速治，喜流入脚膝为偏枯冷痹缓弱疼重、或腰痛挛脚重痹，宜急服此方。（《治诸风方·偏风》）

象：征象——腰背痛。

数：程度之数——疼重。

形：腰痛挛脚重痹。

神：虚弱。

气：肾气虚弱，风寒湿痹。

麻黄升麻汤

治伤寒六七日，其人大下后脉沉迟，手足厥逆，下部脉不至，咽喉不利，唾脓血，泄利不止，为难治者方。（《伤寒方·伤寒杂治》）

象：脉象——脉沉迟，下部脉不至。

数：时间之数——伤寒六七日。

程度之数——泄利不止。

形：手足厥逆，咽喉不利，唾脓血。

神：精神不安。

气：阴阳之气错综，寒闭热郁，上热下寒。

《脾胃论》

脾胃之虚，怠惰嗜卧，四肢不收，时值秋燥令行，湿热少退，体重节痛，口苦舌干，食无味，大便不调，小便频数，不嗜食，食不消。兼见肺病，沥淅恶寒，惨惨不乐，面色恶而不和，乃阳气不伸故也。当升阳益胃，名之曰升阳益胃汤。（《卷上·肺之脾胃虚论》）

象：面象——面色恶而不和。

数：次数——小便频数。

时间之数——时值秋燥令行。

形：沥淅恶寒，四肢不收，食无味，不嗜食，食不消。

神：惨惨不乐。

气：阳气不能伸展，脾胃之气虚弱。

夫脉弦洪缓，而沉按之中之下得时一涩，其证四肢满闷，肢节烦疼，难以屈伸，身体沉重，烦心不安，忽肥忽瘦，四肢懒倦，口失滋味，腹难舒伸，大小便清利而数，或上饮下便，或大便涩滞不行，一二日一见，夏月飧泄，米谷不化，或便后见血、见白脓，胸满短气，膈咽不通，或痰嗽稠黏，口中沃沫，食入反出，耳鸣耳聋，目中流火，视物昏花，胬肉红丝，热壅头目，不得安卧，嗜卧无力，不思饮食，调中益气汤主之。（《卷中·除风湿羌活汤》）

象：脉象——脉弦洪缓，而沉按之中之下得时一涩。

征象——四肢满闷，肢节烦疼；四肢懒倦。

数：次数——大小便清利而数，或上饮下便，或大便涩滞不行，一二日一见。

形：肢节烦疼，难以屈伸；腹难舒伸；米谷不化；便后见白脓。

神：烦心不安。

气：气虚中焦湿阻。

《内外伤辨惑论》

升阳补气汤

治饮食不时，饥饱劳役，胃气不足，脾气下溜，气短无力，不能寒热，早饭后转增昏闷，须要眠睡，怠惰，四肢不收，懒倦动作，及五心烦热。（《卷中·四时用药加减法》）

象：征象——气短无力，怠惰。

数：时间之数——饮食不时；饭后。

形：五心烦热，四肢不收。

神：早饭后转增昏闷，须要眠睡。

气：胃气不足，脾气下溜。

当归补血汤

治肌热，燥热，困渴引饮，目赤面红，昼夜不息。其脉洪大而虚，重按全无。(《卷中·暑伤胃气论》)

象：脉象——脉洪大而虚，重按全无。

面象——目赤面红。

数：时间之数——昼夜不息。

形：肌热。

神：燥热状。

气：血虚阳气浮越而致发热。

沉香温胃丸

治中焦气弱，脾胃受寒，饮食不美，气不调和。脏腑积冷，心腹疼痛，大便滑泄，腹中雷鸣，霍乱吐泻，手足厥逆，便利无度。又治下焦阳虚，脐腹冷痛，及疗伤寒阴湿，形气沉困，自汗。(《卷中·肾之脾胃虚方》)

象：征象——腹中雷鸣，霍乱吐泻。

数：次数：便利无度。

形：部位——手足厥逆。

神：沉困。

气：中焦气弱，脏腑积冷。

《丹溪治法心要》

一人年近六十，奉养膏粱，仲夏久患滞下，而又犯房劳，忽一日如厕，两手舒撒，两目开而无光，尿自出，汗下如雨，喉如锯，呼吸甚微，其脉大而无伦次，部伍可畏之甚，此阴先亏，而阳暴绝也。急令煎人参膏，且与灸气海穴，艾炷如小指，至十八壮，右手能动，又三壮，唇微动，所煎膏亦成，遂与一盏，至半夜后，尽三盏眼能动，尽二斤，方能言而索粥，尽五斤而利止，至十数斤而安。妇人产后中风，切不可作风治，而用小续命汤，必须大补气血，然后治痰，当以左右手脉，分气、血多少治之。(《卷一·中风》)

象：脉象——脉大而无伦次。

数：年龄之数——六十。

时间之数——仲夏。

形：喉如锯，两目开而无光，尿自出，汗下如雨，脉大。

神：两手舒撒，呼吸甚微之失神状态。

气：阴液亏虚，阳气暴脱。

一男子三十五岁，九月间早起，忽目无光，视物不见，急欲视，片时才见人物，竟不能辨，饮食减平时之半，神思极倦，已病五日，脉之缓大四至之上，作受湿处治。询之，果因卧湿地半月而得，以白术为君，黄芪、陈皮为臣，附子为佐，十余帖而安。诸湿客于腰膝重痛，足胫浮肿，除湿丹，方见脚气条下。(《卷一·湿》)

象：脉象——脉之缓大四至之上。

数：年龄之数——三十五。

时间之数——九月间，卧湿地半月，已病五日。

形：足胫浮肿。

神：神思极倦。

气：湿气所致。

一妇人气实多怒不发，忽一日大发，叫而欲厥，盖痰闭于上，火起于下，上冲故也。与香附末五钱，生甘草三钱，川芎七钱，童便、姜汁煎；又以青黛、人中白、香附，末为丸，稍愈后，大吐乃安。后以导痰汤加姜炒黄连、香附、生姜汤，下龙荟丸。（《卷一·火》）

象：征象——叫而欲厥。

数：次数——气实多怒。

形：部位——上下焦。

神：精神郁怒亢奋。

气：气实多怒不发。

一老人年七十，面白，脉弦数，独胃脉沉滑，因饮白酒作痢下血，淡水脓，腹痛，小便不利，里急后重，以人参、白术为君，甘草、滑石、槟榔、木香、苍术为佐，下保和丸二十五丸。（《卷二·泄泻》）

象：脉象——脉弦数，独胃脉沉滑。

面象——面白。

数：年龄之数——七十。小便不利。

形：作痢下血，淡水脓。腹痛。

神：年老神虚。

气：脾虚积滞。

《临证指南医案》

沈（四九）：脉细而数。细为脏阴之亏，数为营液之耗。上年夏秋病伤，更因冬暖失藏，入春地气升。肝木风动，遂令右肢偏痿。舌本络强，言謇，都因根蒂有亏之症。庸俗泄气降痰，发散攻风，再劫真阴，渐渐神愦如寐。倘加昏厥，将何疗治，议用仲景复脉法。（液虚风动）复脉汤去姜桂。（《卷一·中风》）

象：脉象——脉细而数。

征象——阴亏之象。

数：年龄之数——四九。

时间之数——上年夏秋病伤，更因冬暖失藏，入春地气升。

脉之至数——脉数。

形：舌形僵硬，右肢偏痿。

神：神愦如寐。

气：阴亏津液耗损，肝风之气内动。

吴：脉弦小数。形体日瘦。口舌糜碎。肩背掣痛。肢节麻木。肤腠瘙痒。目眩晕耳鸣。已有数年。此属操持积劳。阳升。内风旋动。烁筋损液。古谓壮火食气。皆阳气之化。先拟清血分中热。继当养血熄其内风。安静勿劳。不致痿厥。（阳升血热）（《卷一·肝风》）

　　象：脉象——脉弦小数。

　　阴阳之象——阳气上升。

　　数：时间之数——发病数年。

　　脉之至数——脉数。

　　发病之数——形体日瘦。

　　形：形体——瘦。

　　舌形——口舌糜碎。

　　神：目眩晕耳鸣，精神不安。

　　气：阳气升，内风旋动。

（二）"象数-形神-气" 的方药解读

中医原创思维模式是"取象运数，形神一体，气为一元"的整体性思维，能够在临床中起到很好的指导作用。我们临床治疗疾病，不管是辨体、辨病、辨证，都要采集生命个体不同症状的象的信息，有健康的象和疾病的象，也包含了人体的有形之象和有神之象，这些象都是在未干扰的生命自然状态条件下，从动态和整体的角度进行"取象"，而这种整体动态则是东方思维元气论的思想呈现。比如一位患者，尿频、尿急、尿分叉、遗精、早泄、阴囊潮湿，以及舌脉之象，都是这个患者给予我们的象的信息，这里面的尿频、遗精也关系到尿次数的多少，遗精次数的多少等，也就是"数"的问题。再则，人体是一个复杂的有机体，面对这么多的症状、体征，进一步的思维就是要考虑如何取象，如何运数。当然，这个就关系到医者的临床实践的经验和临床思维，而不是随意取象，随意运数。

有人体的病理之象，就有相对应的药象。药象是以中药的自然物象，如形态、质地、部位、颜色、气味、习性、生长环境等为本象，以临床反应现象为它象，运用象思维来阐述药物作用机理的。在上述患者的症状中，我们可以用封髓丹进行治疗。封髓丹也是体现了中医原创思维模式的思想内涵。如《医理真传》是这样描述封髓丹，"夫黄柏苦味入心，禀天地寒水之气而入肾，色黄而入脾，脾也者，调和水火之枢也，独此一味，三才之义已俱。况西砂辛温，能纳五脏之气而归肾；甘草调和上下，又能伏火，真火伏藏，则人身之根蒂永固，故曰封髓。"黄柏喜凉爽气候，耐寒，性禀至阴，故言其"禀天地寒水之气"，行隆冬肃杀之令，因"热在下焦，但治下焦，其病必愈。遂处以北方寒水所化大苦寒之药"故能清自下泛上之阴火，这是一种取象比类于比喻说理、论证阐发的。其实，古代医家也常运用对中药本象的认知来启发思维，寻找有效的治疗方法。如李时珍治疗雷头风用清震汤（荷叶、升麻、苍术），言"此病病在三阳，不可过用寒药重剂，诛伐太过。盖震为雷，而荷叶之形象震体，其色又青，乃涉类象形之义也。"运用取象类比来启发思路、提供线索，是获得疗效的重要方法，也是对中药功效的一种新的认识。

通过对中医原创思维模式与方药的描述，可以使所学方剂、中药跃然纸上，富有趣味性、直观性、形象性、生动性，可增强对药物作用原理的形象理解和联想记忆。清初著名的医家张志聪对药理研究别具特色，提出了"因象用形"说，就是从一味药的具体形态用取象的方法来分析它的功能，其"象"就成了某药之所以有某种功能的根据、原理，其取象的方法非常灵活，只要中药与人体某一部分形状、颜色相同，部位、功能相似，它们之间就存在着天人共通的规律。当然这些"因象用形"说都是经过实践检验确实有效的，只是进行类比说理罢了，便于从医者容易掌握中药的功效以及进行临床思维的发挥。如核桃仁酷似人脑沟回，故以之补脑；牛膝其节如膝，故能治膝胫之疾；葛根蔓延似筋，有粉质而入筋，吸收湿气而舒筋；大枣色赤而肉润，赤能生血，肉润补脾，知为补脾要药；麻黄中空外直，宛如毛窍骨节，能驱骨节之风寒悉从毛窍而出，为卫分发散风寒之第一品；桂枝枝条纵横，为营分散解风寒之第一品，属形相同而相通；而冬瓜子依于瓤内，瓤易溃烂，子不能，则其能于腐败之中，自全其气，即善于气血凝败之中，全人生气，故善治腹内结聚诸痛，而涤脓血浊痰，属性相同而相通；朱砂禀南方赤色，入通于心，能降无根之火而安神明，属色质相同而相通。此类药物，不胜枚举。并通过在临床实践中，方剂、中药本象的认知，来启发思维，寻找有效的治疗法，这也是中医原创思维模式在实践中的应用的意义。

（三）"象数–形神–气"的临床认识

1. 脏腑之"象数–形神–气"（图9-1）

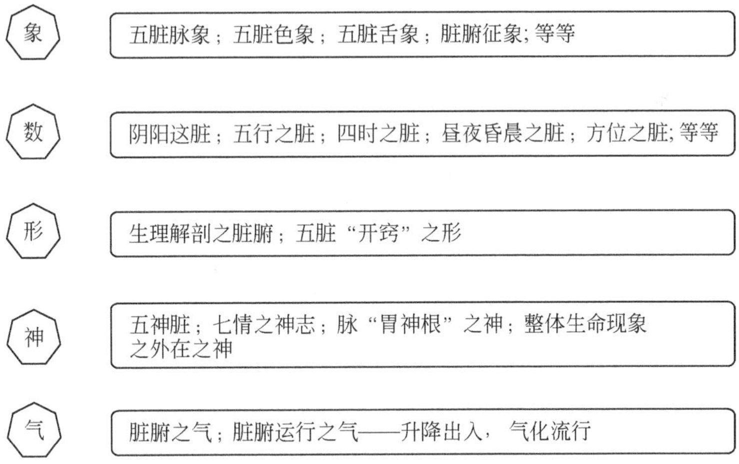

象	五脏脉象；五脏色象；五脏舌象；脏腑征象；等等
数	阴阳这脏；五行之脏；四时之脏；昼夜昏晨之脏；方位之脏；等等
形	生理解剖之脏腑；五脏"开窍"之形
神	五神脏；七情之神志；脉"胃神根"之神；整体生命现象之外在之神
气	脏腑之气；脏腑运行之气——升降出入，气化流行

图9-1　脏腑之"象数形神气"

脏腑之"象数形神气"临床表现丰富，如"象"之脏腑征象、五脏色象，脉象，舌象等；"数"之阴阳之脏，四时之脏等；"形"之生理解剖之脏腑，五脏"开窍"；"神"之五神脏，脉"胃神根"之神；"气"之脏腑运行之气——升降出入，气化流行等。

　　如心之"象数形神气"；"象"之：①舌象：心血不足则舌色淡白，心火上炎或心阴虚则舌质红等；②脉象：心气亏虚则脉细或脉结代；③面象：心气正常则面色"赤欲如帛裹朱"，反之"不欲如赭"。④征象：心阳虚不耐寒冷等。"数"之：①四时之数：心痹患者每到秋冬寒冷之季则病情多易加重或发作；②程度之数：心痛重为真心痛心痛；③

脉数：脉之迟、数。"形"之：①舌之形：心阴虚火旺则舌红少苔或无苔。心火上炎甚则口舌生疮；②部位：胸痹心胸部或胸骨后痛；③形态：胸痹则胸痛彻背，面唇发青。"神"之：①心神：心神不安则失眠多梦；②神志：心神被扰则善惊易怒，甚则癫狂痫；③生命之神：心神失养则精神疲惫、恍惚。"气"之：①脏气：心气郁结则精神疲惫、胸闷等；②气化：心的气化功能不足，导致水液积聚而水肿。

2. 经络之"象数-形神-气"（图9-2）

经络之"象"：如色象之肝经皮部青色主肝风，青紫色主瘀块；脉象之肝气盛，寸口脉大一倍于人迎。经络之"数"：流注之数如足厥阴肝经，属乙木，丑时注此。补用寅时，泻用丑时；测量之数如肝经皮部电阻、穴位温度。经络之"形"：经筋病候之形如胁痛下引少腹；肝经气绝之筋急而引舌与卵；穴位之形如阳陵泉穴下出现条索状物，提示肝经病变。经络之"神"：肝气衰败之"丈夫……七八肝气衰，筋不能动"。经络之"气"：肝风，经气郁结，肝经气血不畅等。

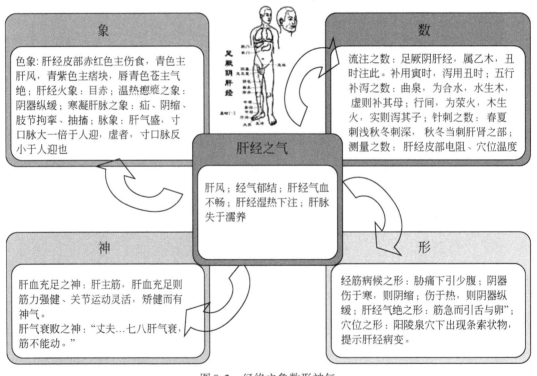

图9-2 经络之象数形神气

3. 津液之"象数-形神-气"（图9-3）

津液之"象"：如津盛之浮肿、苔滑；津少之舌红欠润、脉细而数。津液之"数"：如程度之数，津伤、津亏、津枯；部位之数：眼睑微肿、四肢水肿；时间之数：晨起肿、下午肿。津液之"形"：如体胖、腹满、枯瘪等。津液之"神"如神衰少动等；津液之"气"：如津停气滞，津不化气等。

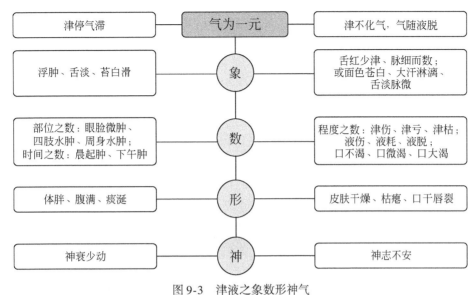

图 9-3 津液之象数形神气

4. "气" 之 "象数形神气"（图 9-4）

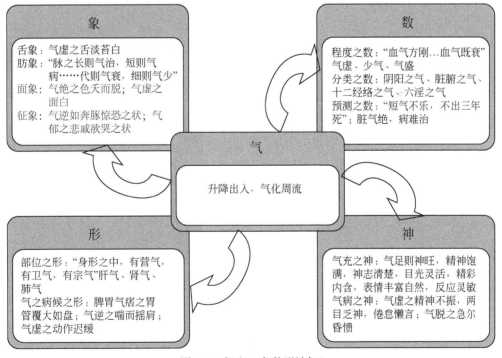

图 9-4 气之"象数形神气"

"气"之"象"如舌象：气虚之舌淡苔白，脉象之"代则气衰，细则气少"，面象之气绝之色夭而脱。"气"之"数"如程度之数："血气方刚……血气既衰"之气虚、气盛等；分类之数：阴阳之气、脏腑之气等；预测之数："短气不乐，不出三年死"。"气"之

"形"如部位之形："身形之中，有营气，有卫气"。"气"之"神"：气足则神旺，气虚之精神不振等。

5. "神"之"象数形神气"（图9-5）

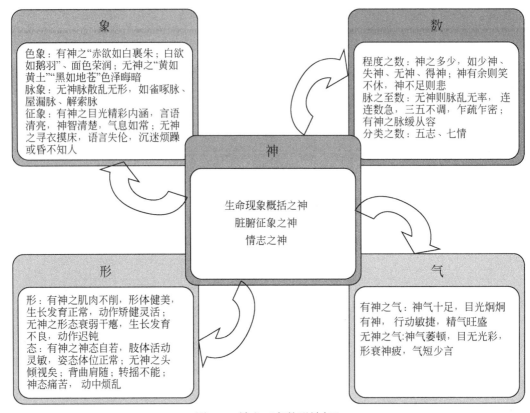

象

色象：有神之"赤欲如白裹朱；白欲如鹅羽"、面色荣润；无神之"黄如黄土""黑如地苍"色泽晦暗
脉象：无神脉散乱无形，如雀啄脉、屋漏脉、解索脉
征象：有神之目光精彩内涵，言语清亮，神智清楚，气息如常；无神之寻衣摸床，语言失伦，沉迷烦躁或昏不知人

数

程度之数：神之多少，如少神、失神、无神、得神；神有余则笑不休，神不足则悲
脉之至数：无神则脉乱无率，连连数急，三五不调，乍疏乍密；有神之脉缓从容
分类之数：五志、七情

神

生命现象概括之神
脏腑征象之神
情志之神

形

形：有神之肌肉不削，形体健美，生长发育正常，动作矫健灵活；无神之形态衰弱干瘪，生长发育不良，动作迟钝
态：有神之神态自若，肢体活动灵敏，姿态体位正常；无神之头倾视矣；背曲肩随；转摇不能；神态痛苦，动中烦乱

气

有神之气：神气十足，目光炯炯有神，行动敏捷，精气旺盛
无神之气：神气萎顿，目无光彩，形衰神疲，气短少言

图9-5　神之"象数形神气"

"神"之"象"如色象：有神之"赤欲如白裹朱"，无神之"黑如地苍"；脉象：无神脉散乱无形；征象：有神之目光精彩内涵；无神之寻衣摸床等。"神"之"数"如程度之数：如少神、失神；脉之至数：无神则脉乱无率；有神之脉缓从容；分类之数：五志、七情等。"神"之"形"：有神之肌肉不削；无神之形态衰弱干瘪。"神"之"气"：有神之神气十足，目光炯炯有神；无神之神气萎顿，目无光彩等。

6. 体质之"象数-形神-气"（图9-6）

外在征象之形寒怕冷；面象之面白；舌象之舌淡胖嫩苔水滑等。"数"之怕冷程度，怕冷季节；脉之迟，一息不足四至；预测之数：变为气虚兼夹质或阳虚证等。阳虚之形：体质弱，肌肉松软；部位之胃脘怕冷；形态之形寒肢冷，躯体蜷缩。生命状态之精神不振；性格特征之沉静、内向等，这些都是机体阳气不足的表现，体现了归结为一"气"，"气一元论"的思想。

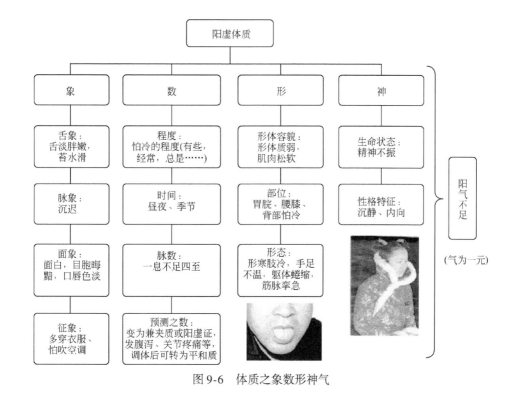

图9-6　体质之象数形神气

（四）"973" 课题组对中医原创思维的实践应用

"中医原创思维与健康状态辨识方法体系研究"项目组根据"取象运数，形神一体，气为一元"的中医原创思维模式进一步论证了该模式指导临床的价值，形成了较为完整的中医原创思维实践应用研究体系。

"中医健康状态认知理论与体质辨识法研究"组（王琦教授为课题负责人）不仅总结了历代医家对中医原创思维模式的运用规律以及诊疗思路的关键环节，挖掘出中医原创思维在临床实践中的运用总规律与总法则，初步设计出了"象-数-形-神-气"思维模式指导下的中医诊疗思维调查问卷，而且搭建起中医取象运数体质辨识系统框架，主要有：①问诊模块，包括一般信息、体质辨识量表及生命质量评估量表等信息采集；②望诊模块，包括望舌面诊及形态信息采集。例如，望诊信息采集包括望面诊（面形、面色、面部分区、面部皮肤特征（斑、痣、疤痕、痘）、面部光泽等），望舌诊（舌面、舌下络脉），望形体（BMI指数、WHR腰臀比）。

"中医思维的认知科学研究"组（王志良教授为课题负责人）通过对象思维剖析，勾勒出取象-比类-判断的认知思维过程模型，着重梳理了"阴阳"分类和"寒热"两纲的认知思维，前者以"可观测性"的肾阴、肾阳为例，内涵着阳属性和阴属性的临床观察标准，后者以气候寒热、症状寒热和药物寒热来分析和诊疗"寒热真假"的临床现象。该课题组在感知思维中对舌象感知与测量做了深入研究，是将舌色诊理论与人的心理活动和人眼颜色视觉功能的参与结合起来，从色觉的"记忆"功能视角进行描述，以提高医家对颜色感知辨别力的客观性评估为探究目标。

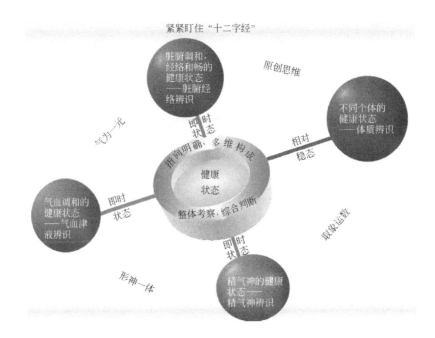

　　"中医健康状态-脏腑经络辨识法研究"组（杨志敏教授为课题负责人）以建立中医健康整体"和"态健康的辨识为目标进行研究，包含着气、形、神三要素来建构天人合一、形神一体的整体健康模式，涉及人体机能与自然环境领域、人与社会环境领域以及精神、意识和思维三个模块的整体和合。此是以时空大维度来对脏腑和经络为中心的实证研究，凝练出"整体-经络-脏腑"的健康辨识模型；在此模型指导下，通过从五脏生化、储藏的生理功能出发，运用司外揣内、取象运数的方法，评测形、体、官窍、志的外显状态，以知脏腑的虚实盛衰，体现出"以象测藏"的辨识过程。

　　"中医健康状态气血津液辨识法研究"组（李灿东教授为课题负责人）从气血津液解读探索建立脏腑功能活动的物质基础、生理病理状态辨识和辨识的方法学基础，涉及哲学思维、理论文献、科学方法等，如以"象"代表主观表征参数，"神"代表内涵（状态要素），"气"为载体观念，体现因地、因时、因人制宜思想。课题组以黄帝内经阴阳五行学说为根据，探讨了用于描述健康状态（含中医证型）的建模，完成了建模的应用软件系统的研发，探索了60种与"气、血、津、液"相关的中医证型的表达，及其与"象、数、形、神、气"的关系表。

　　"中医健康状态精气神辨识法研究"组（王泓午教授为课题负责人）分别从气理论、神理论以精气神理论几个视角探讨与中医状态的关系。该课题组采用"象数形神气"思维模式，从形象、窍象、神志象、舌象、脉象五个方面分别对精气神进行辨识，并制定出中医健康状态精气神辨识问卷，来判别中医精、气、神状态。值得一提的是，该课题组已制定出健康状态中医舌诊仪客观辨识参数、健康状态中医脉诊仪客观辨识参数。

参 考 文 献

[1] 陈健. 科学划界 [M]. 北京：东方出版社，1997：374.

第十讲　中医原创思维模式理论贡献与发展路向

一、理　论　贡　献

中医原创思维研究的意义重大，且其研究涉及中医理论产生的文化背景、哲学基础、生成逻辑、认识论、方法论等方面，因此，我们就教了哲学界、思想界、中医界等专家学者，得到了他们的论证和肯定。

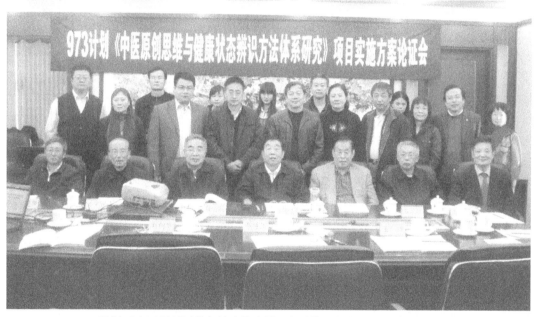

"973"计划《中医原创思维与健康状态辨识方法体系研究》项目实施方案论证会

（一）对哲学思维的贡献

1. 对中国哲学的贡献

"取象运数，形神一体，气为一元"的中医原创思维模式根源于中国传统文化和中国哲学，从中医理论研究的源头做起，概括了中医学的哲学观，体现了中国哲学的生命力，印证了哲学的指导意义，印证了哲学与医学的关系，从哲学的高度把握了中医学发展的大方向。如中国社会科学院学部委员、中国哲学史学会名誉会长方克立先生说："准确把握中医的思维模式对深入了解中国哲学的思维方式，我认为，极有帮助。中医是受中国传统哲学影响最深的一门具体科学，他的基本理论和思维方法可以说与中国哲学都有不解之缘。要了解中国哲学思维方式最有效的途径之一就是深入了解中医思维。大作显示作者具有中医学、哲学、科学和中国文化方面的丰富学识，富有创新精神和人文情怀，读之令人鼓舞……文章对气一元论的理论特质和与之相应的思维方式'象思维'的论述非常精彩，道理讲得比较透彻、到位。"国医大师朱良春教授亦指出："著名哲学家任继愈先生说过，中国哲学的出路在于中医学，中医学的出路在于中国哲学。因此，中医学是吸收了古代诸子百家的哲学思想、融会贯通形成的一门独特的医学科学。中医学也必须深入研究中国古代哲学，才能提高中医理论，使其发扬光大。王琦教授总结了中医学的原创思维为三种：象数观、形神观、气一元论。基本概括了中医学的哲学观，是从中医理论研究的源头做起，具有理论原创性。对于提高中医理论研究水平，指导临床实践具有重要意义。"

2. 对传统思维的贡献

"象数观"、"形神观"、"一元观"准确提炼和概括了中医思维模式的基本内涵，符合中医学的思维模式和思维要素的界定，理清了中医思维过程中诸思维要素间的关系，概括了中医思维认识的工具和本原，反映了思维认识过程，体现了认知特点，展现人与自然及人体自身整体论思维图景，蕴含了丰富的复杂性科学的思维方法，为当代思维科学的发展和人类的原始创新提供借鉴。如中国社会科学院哲学所研究员、中华外国哲学史学会名誉理事长王树人先生说："大作在哲学和医学科学两方面都有深入事情底里的真知灼见……对中医思维的原创性表达，有具体理据，比较切合中国传统思维和中医思维活动的实际；王琦教授所作的中医原创思维研究，具有非常重要意义，并有其重要价值……我感到这项研究所写成的大作，已经披荆斩棘迈出关键一步，为中医学研究开辟出新路径。"国医大师李济仁教授亦指出："中医原创思维是中医学的灵魂，也是中医学区别于其他医学的本质特色。王琦教授提出'取象运数，形神一体，气为一元'是中医原创思维模式，这一学术观点是作者经过查阅大量相关文献、征求各方面意见之后提出来的，是作者深入思考的结果，我很赞同。这一观点涵盖了中医思维模式的几个最重要的要素'象数'、'形神'、'气'，理清了这几个思维要素之间的关系。文章对这几个思维要素的内涵进行了详细的阐述，指出'象数观'、'形神观'、'气一元论'作为中医思维的三要素，符合中医整体思维特征。这一命题既考虑到中医思维认识的主体和客体，又概括了中医思维认识的工具和本原。'象数'、'形神'内在本质通过'气'贯通内外上下达到整体联系、动态统一，这一表述充分体现了中医学独特的原创性思维特征。"国医大师李振华教授亦言："'取象运数，形神一体，气为一元'是中医学的原创思维模式。该模式完全符合中医学的思维模式和思维要素的界定，并对中医原创思维模式的要素'象数'、'形神'、'气'之内涵进行详细的阐述，其反映了思维认识过程，体现了中医学整体、动态、联系、有序的特征，展现了将人与自然及人体自身整体论思维图景，从而凸显了其科学价值。"国医大师路志正教授亦指出："王琦教授经过两年多的努力，创见性地提出'取象运数，形神一体，气为一元'的中医原创思维模式，从思维科学的角度阐明了中医理论认知特点和内在规律，反映了认识过程，明确中医医疗实践活动的思维模式，对中医学的发展具有指导性的意义。他不同于建立在解剖学、生物化学、生理学等人体的还原论医学模式，展现了人与自然及人体自身整体论思维图景，必将促进中医学的发展，是中医界的一件大事。"

（二）对科学思维的推动

"取象运数，形神一体，气为一元"的中医原创思维模式从本质上不同于西方医学的思维模式，回答了中医对生命与健康的认识和理解，并从概念、范畴、思维方式、实践目标等方面进行界定，从而能够回应哲学界、文化界、思想界、科学史界的质疑。如国医大师邓铁涛教授说："我支持王琦教授课题研究。期待他们的研究，能够真正从中国传统文化及思维方式评价入手，运用发生学、思维科学、复杂科学、比较学等方法，对中医学术发展史进行研究，探讨取象运数、形神合一、气为一元的中医原创思维模式，回应思想界、科学史界、哲学界、文化界一系列关于中国传统文化认同的难题。在继承中创新，也是个大方向。"国医大师路志正教授说："中医学脱胎于中国传统文化和古代哲学，是中国传统文化中最灿烂的瑰宝之一，既是古代先民医疗实践经验的总结和概括，更是中国灿烂文化的集中体现和创造性成果，为我国乃至全人类的健康作出了重要贡献。近百年来，社会各层面对中国质疑之声不断，我想这主要是由于思维模式不同造成的，思维模式不同导致认识上的差异。因此，认真研究和构建中医原创思维模式对中医学的发展具有重要意义。"国医大师张学文教授指出："王琦教授的研究成果以科学的新概念阐释了东西方科学史界、思想界一系列关于中国传统文化认同的难题。"国医大师颜正华教授亦指出："王琦教授提出'取象运数，形神一体，气为一元'的中医原创思维模式，对中医学发展史的研究具有一定价值。中医学的文化背景和思维体系不同于西医学，有其自身特点。'取象思维'、'运数思维'、'形神一体'、'气一元论'阐明了中医理论的认知特点，全面总结了中医学在医疗实践活动中的思维模式，观点是正确的。该研究的成果能够回应社会各层面对中医药学和中国传统文化认同的难题。"

（三）对中医学理论体系的提升

"取象运数，形神一体，气为一元"中医原创思维模式的研究回归和坚持中医自身理论研究的大方向，把握中医学理论的自身主体性，对中医学自身学术体系的认定、应用、继承、发扬以及对自身规律的进一步发展与创新，对中医临床实践，均具有重要的指导意义。如国医大师路志正教授说："中医学的发展必须理论和实践相结合，理论能够指导临床实践。王琦教授提出的'取象运数，形神一体，气为一元'中医原创思维模式，是源于医疗实践，是对临床医疗实践的总结和提炼，必然能够对实践起到很好的指导作用。"国医大师李振华教授说："该项研究从指导思想、方法步骤和提出的'象数、形神、一气'的论点，完全符合中医学的自身理论体系和临床实践。历代的临床实践足以验证了这一论点的正确性，并说明中医学在理论上，临床防治疾病思维方法以及在治未病等诸多方面的科学性。该项研究既体现了对中医学的继承性，又有国内外创新性的论点，为中医学术的研究也提供了正确的研究方向和防治疾病的理论依据。"国医大师周仲瑛教授亦指出："原创思维是中医学理论的源头。该研究首先界定了中医原创思维模式的基本内涵、特征及意义，揭示出中医与西医以完全不同的视角与思维方式认识生命现象，为确立未来中医发展方向提供指导。'取象运数、形神一体，气为一元'，研究者用12个字准确提炼和概括了中医思维模式的基本内涵。'象数–形神–气'整体思维模式是中医学独特的中医原创思维，是中华民族最具原始创新的领域，他以不同于西医学的视角与思维方式认识生命与健康，形成了独特的概念和理论体系。"

通过哲学界、思想界、中医界诸位大师的话语我们可以感知：中医原创思维的研究对中医学自身学术体系的认定、应用、继承、发扬以及对自身规律的进一步发展与创新，对中医临床实践，均具有重要的指导意义，研究中医原创思维模式能够回应哲学界、文化界、思想界、科学史界的质疑。而"取象运数，形神一体，气为一元"则基本概括了中医学的哲学观和中医思维模式的基本内涵，是中医学的原创思维模式，他符合中医学的思维模式和思维要素的界定，理清了中医思维过程中诸思维要素间的关系，概括了中医思维认识的工具和本原，反映了思维认识过程，具有理论原创性，树立了鲜明的独有的世界观、认识论和方法论，体现了中国哲学的生命力，从哲学的高度把握了中医学发展的大方向。其亦说明了中医原创思维的认知特点是不肢解、不破坏、不干扰、联系、动态、有序、自然态的整体，他从本质上是不同于西方的思维模式，回答了中医对生命与健康的认识和理解，蕴含了丰富的复杂性科学的思维方法，可以为当代思维科学的发展和人类的原始创新提供借鉴。

二、发展路向

中医原创思维脱胎于中国传统文化和古代哲学，是建立在中国古代生产水平和社会环境的基础之上，前人对生命、健康与疾病的概括性反映，是中医学理论与临床实践的结晶。在当今传统与现代、东方与西方、整体与还原、宏观与微观等多方面矛盾和调适的历史条件下，明确中医原创思维的科学内涵，探讨中医原创思维的路向问题，具有重要意义。

1. 坚守中医理论思维主体

中医原创思维作为中医理论发展的源头，是前人在实践基础上，经过取类比象、司外揣内、直觉领悟、格物致知、思辩等多种方式，并将阴阳、五行、六气等哲学概念引入到医学之中，凝结成"取象运数，形神一体，气为一元"的思维模式，借此来阐明人体生理、病理变化，为它们之间的有机联系和相互转化提供了广泛的类比推测，形成了以象数思维为核心的、宏观的认知方法，具有其特殊性。未来中医学的发展道路，应确立中医理论思维的主体，用自身的主体理论去回答和解决生命现象、健康和疾病的防治问题，实现"思想自我"。任何理论的发展不能以消融自己，异化自己为代价，必须确立自身的主体。中医学的理论亦当如此。

今天中医学处在东西方科学文化的碰撞以及多元文化的交织中，要始终保持祖先的基因和特质，切不要忘记"我们自己是谁？"，要牢固地确立这样的信念：理论思维特质所形成的主体性就是其存在的理论价值，就是我们应对问题的思想武器！所以我们应该始终抓住自身的主体，形成宏大气象。如果我们忘记了自己是谁，失去优秀传统，失去标志性的特质，不仅不能保存自己，反而会面临淘汰出局的命运。在科学研究中，实证是重要的方法，但不是唯一的方法，如以实证唯一的标准来验证中医的科学性，寻求经络的实质是什么，证的实质是什么？有些结果常常是"两张皮"，而有些结果表面上是科学化了，实则消融了中医理论的内核。有的给中医学引进了许多概念，注释他人的思想，推介他人的观点，几乎忘了自我。丢失中药的四气五味单一地去研究它的化学成分，可能回答的不一定是中医的问题。

回归理论思维主体，是不断发现和创造新事实的一条路径。日本学者汤川秀树提出"介子场理论"而获得诺贝尔奖，"介子场理论"就是受到《庄子·应帝王》"混沌"寓言的启发提出来的。诺贝尔物理学奖、哥本哈根学派代表人物玻尔发现，他最得意的科学创见——互补思想在中国古代文明中早就是一块哲学基石，太极图就是互补原理最好的标志和象征。因此他把太极图作为自己的"族徽"或"图腾"。诺贝尔化学奖获得者、耗散结构理论创始人普利高津说："中国传统的学术思想是着重于研究整体性和自发性，研究协调和协和，现代新科学的发展，近十年物理和数学的研究，如托姆突变理论、重整化群、分支点理论等，都更符合中国的哲学思想"。

世界是丰富多彩的，人类文化是多元的。我们不能用一种标准和要求来衡量全部世界，不能用芭蕾舞的方法来要求京剧，不能用美声唱法来衡量通俗唱法等。"多元一体"是中国文化的特征，也是中医理论思维形成的特征。只有保持自身的特质与主体性，才能"卓然自立"，才能引导中医学未来发展的根本方向。

2. 注重思维理论的临床应用

中医的理论必须对中医临床实践产生指导作用，体现应用价值，这是中医理论的出发点和归宿。中医原创思维作为前人认识世界和生命现象的重要方法，是中医药理论形成的源头，对中医学的发展起着至关重要的作用，它将生理功能、病理现象、形态结构、诊断治疗、养生保健、药物的性味归经等都融汇其中，糅合为一个整体，以此形成了中医学的理论体系并应用于实践当中。"取象运数，形神一体，气为一元"的中医原创思维模式可从中医理论与临床中得到充分体现，并起到思维的指导作用，能够从脏腑、经络、精气神、津液、体质等方面进行临床实践过程的应用。

从中医临床思维路径来看，获取人体具象信息，包括人体的形体部位、神情及其程度、属性等信息，是医家通过望闻问切四诊合参来获取，如以脉象、舌象、面象等形式，得到人体各个部分及其属性的基本信息和特征，一方面，医家以经验判断直接进行诊断，是可以跨越某些中间步骤——这是一种基于经验再现率的缘故，因而从取象的最初层面上说，中医临床思维更具有经验医学的成分；另一方面，医家以知识和经验为基础，凭借直觉、悟性的思维对取象信息加以判断，尤以情境和情感关联度较大，特别是对于少见病和疑难病所暴露出的症状信息不充分或不为典型，甚至于从未接触到的病症时，能够"一步到位"（舍去一系列复杂的推理过程）快速地抓住病症的"主要矛盾"，或者联想到处方的对症下药。

若从中医原创思维模式看，取象思维是对"取象运数，形神一体，气为一元"整体思维范式的解读，表征了医家对人体象数形神气的信息收集，具有信息广泛性的取象特点，在考虑到患者个体差异性时，以一种广泛的视角和比较的形式对患者进行判断，如脉象的浮沉滑涩、面象的红白、舌苔的厚薄、声音的洪亮与微弱、形体的胖瘦、体位的上下等。当然，医家的临床思维活动要尽量多地考虑到像气候、季节、地域以及民族差异性等。这些无不以人体生命律动的信息刺激为源泉，呈现出中医取象运数思维的生动性和多样性，离不开人的"形神一体""气为一元"的显现。

3. 倡导多学科参与

任何哲学和知识体系都不可能解释全部世界。在科学技术史上，凡是发展较快的学科，都是不断地从其他学科，特别是基础学科吸收新的前沿理论和技术来发展自己的。中医学的发展史，也是不断融合同时代各学科先进思想和技术，不断前进的历史，它和任何自然科学一样，需要跟上时代的步伐向前发展，吸取现代实践成果和现代科学技术成就不断提高完善。

在现代科学高度发展的今天，由于各学科互相渗透融合。继系统论、控制论、信息论等边缘学科的崛起，又有协同学、耗散结构理论、混沌、非线性科学等横断学科，跨界学科的纷纷问世，其特点均着眼于系统整体，注重研究各要素之间的相互关系及动态变化，从而为研究具有整体、综合特征的中医学提供了新的探索空间。近年来，复杂性科学的兴起，引发了科学观念和思维方式的变革，它使科学从线性的、确定的、有序的传统领域扩展到非线性、不确定和无序的领域，原来认为不是科学或者是科学难以企及的领域逐渐被纳入到科学范畴。中医原创思维模式与复杂性科学研究方法和理念有其内在的一致性，开展基于中医思维的复杂性建模实证与应用研究必然促进传统中医学与现代科学前沿对接，产生跨越式发展。当今世界具有原创性的科研成果不仅需要研究手段、研究方法、研究技术的重大创新，同时也需要积极利用现代科学的思维方法进行诠释与解读，尤其对中医原创思维的科学内涵、思维方式、哲学基础、生命观等进行诠释学研究，在保持自身主体的前提下建立与世界的对话，促进自身的发展。因此，中医学必须广泛开展多学科协作研究，通过跨学科结合和交叉渗透来发展自己。

中医学只有坚持主体发展与开放兼容相结合，在多元的文化世界里确立自己的位置。伟大的物理学家伽利略说得好："科学是在不断改变思维角度的探索中前进的！"让我们敞开思想，上下求索，让中医学在思维浪潮中扬帆。

专家评价意见

（一）哲学界专家评议

1. 方克立先生评议

"准确把握中医的思维模式对深入了解中国哲学的思维方式，我认为，极有帮助。中医是受中国传统哲学影响最深的一门具体科学，它的基本理论和思维方法可以说与中国哲学都有不解之缘。要了解中国哲学思维方式最有效的途径之一就是深入了解中医思维。

列宁说应该使'我们的认识从现象的外在性深入到实体'，在这个意义上把'象'和'气'分别看作是认识过程的起始阶段和最后归本阶段是可以的。大作显示作者具有中医学、哲学、科学和中国文化方面的丰富学识，富有创新精神和人文情怀，读之令人鼓舞……文章对气一元论的理论特质和与之相应的思维方式'象思维'的论述非常精彩，道理讲得比较透彻、到位。"

中国社会科学院学部委员

中国哲学史学会名誉会长　　　方克立

2. 王树人先生评议

"我首先感到，大作在哲学和医学科学两方面都有深入事情底里的真知灼见……对中医思维的原创性表达，有具体理据，比较切合中国传统思维和中医思维活动的实际。

王琦教授所作的中医原创思维研究，具有非常重要意义，并有其重要价值……这项研究非常复杂，不过我感到这项研究所写成的大作，已经披荆斩棘迈出关键一步，为中医学研究开辟出新路径。"

中国社会科学院哲学所研究员

中华外国哲学史学会名誉理事长　　　王树人

3. 朱葆伟先生评议

"'973'项目《中医原创思维》准确精当地概括了中医思维方式的原创性特质，无论是对于理解和弘扬中国传统文化，还是对于中医理论的建设、发展和现代化，都具有重大价值，对临床实践也有重大意义。

课题用象–数–形–神–气概括了中医思维方式的特质，回答了中医独特的认识生命、治疗疾病的问题，揭示了中医不同于西医的独特性质之所在；借助现代科学，特别是复杂性科学的成果，深入、具体地说明了思维所特有的整体性，复杂性特征，这些，不仅说明了中医的独特科学性质，也为中医的现代化作了开拓性工作。

课题对'象–数'等作了极为精致的具有创造性的论述，象数是易经中的重要思想，而易经又是中华文化的根基，这一工作可以看作是中医理论的奠基性工作，中医要现代化、科学化，但现代化科学并非只有西方科学这唯一的形式。我认为，循此方向，可能为医学建构一个建立在生命哲学基础上，而非建立在机械科学基础上的新范式，这可能是中医的发展和价值所在，也是本课题的价值所在。"

中国社会科学院哲学研究所研究员　　朱葆伟

4. 杨庆中先生评议

"说到中医，人们常常谈及阴阳五行、整体思维等命题，但事实上，阴阳五行、整体思维等，作为中国传统哲学的核心思想，在中国传统文化的各个层面均有应用。那么，中医如何具体运用阴阳五行、整体思维等思想，在相关的运用中表现了什么思维特征，王琦教授主持的"973"项目《中医原创思维》课题，正是对上述问题的系统而深入的研究，因而具有开创性和奠基性。

第一，该课题是对传统中医学的一种理解，它试图围绕象数形神气五个基本范畴，对中医思维系统作出合理的解释。应该说，该课题在这方面提供了很有启发意义的成果。

第二，该课题是对传统中医的现代理解，换句话说，该课题以现代自然科学、现代人文社会科学为背景，对传统中医理论进行了系统的解读，这对于传统医学的现代化极具意义。

第三，该课题是对传统中医的一种创造性理解，它不但基于现代自然科学、人文社会科学来解读传统中医理论，而且以发展的视角对未来中医思想理论的发展，提供了一个新的方向。

此外，该课题的研究成果新见迭出，亮点甚多，如对诊疗过程的量化研究，极具科研前景，若能进一步与现代基因研究结合起来进行相关的探索，必能为中医未来发展开出全新的前景。

总之，该课题研究成果丰富，有哲学理论，有临床实践，是集哲学、实证于一身的综合性研究，在中医思想领域具有开创性与奠基性。"

中国人民大学国学院教授　　杨庆中

（二）院士、国医大师评议

1. 陈可冀院士评议

"我认为由王琦教授主持的'973'项目《中医原创思维》是一项具有重要意义的课题，对于继承和发展中医，是一项基础性的工作。

该课题对融汇中国古典哲学理念和长期临床医疗经验于一炉的中医药学的理论，做了很深入的去粗取精的抽提，提出了象数观、形神观及气一元论的基本概括。表达了中医学整体观的辨证诊断的思维模式，表达了医疗与预防上的形神合一的科学思维，表达了气在中医学理论和实践中的重要地位的理解，不容漠视。"

中国科学院院士　　陈可冀

2. 邓铁涛国医大师评议

"中医学发展五千年，有精华有糟粕，精华是主要的，精华应当努力加以发掘。过去所谓'创新',沿着动物实验的路走,套用一个中医名词,这不是'973'方向。实践是检验真理的唯一标准,中医药学在古代近代当代为我国人民医疗卫生保健作出重要贡献,产生重大社会需求。对这一原创的学术研究方法,我认为可以百花齐放,尤其是重视对中医原创理论的发掘诠释以指导临证实践,不能因为'古已有之'和没有 SCI 论文的质疑而动摇信念。

中医学是宏观医学,也有一套完整的体系,只有中国才有。中医药能够诊治未见过的疾病如'非典'与防治航天运动病等,这都与中医的系统理论分不开的。因此,我们站在以西医学为主流医学看中医,中医是我国的另一个主流医学……应该继续'古说参证'的传统研究方法。实践—认识—再实践—再认识,不断提高成为理论,理论解释现象又指导实践,实践为理论提升产生新德原动力,这就是中医学术不断发展的过程。

我支持王琦教授课题研究。期待他们的研究,能够真正从中国传统文化及思维方式评价入手,运用发生学、思维科学、复杂科学、比较学等方法,对中医学术发展史进行研究,探讨取象运数、形神合一、气为一元的中医原创思维模式,回应思想界、科学史界、哲学界、文化界一系列关于中国传统文化认同的难题。在继承中创新,也是个大方向。"

国医大师　邓铁涛

3. 朱良春国医大师评议

"著名哲学家任继愈先生说过,中国哲学的出路在于中医学,中医学的出路在于中国哲学。因此,中医学是吸收了古代诸子百家的哲学思想、融会贯通形成的一门独特的医学科学。中医学也必须深入研究中国古代哲学,才能提高中医理论,使其发扬光大。

王琦教授总结了中医学的原创思维为三种:象数观、形神观、气一元论。基本概括了中医学的哲学观,是从中医理论研究的源头做起,具有理论原创性。对于提高中医理论研究水平,指导临床实践具有重要意义。"

国医大师　朱良春

4. 路志正国医大师评议

"中医学脱胎于中国传统文化和古代哲学,是中国传统文化中最灿烂的瑰宝之一,既是古代先民医疗实践经验的总结和概括,更是中国灿烂文化的集中体现和创造性成果,为我国乃至全人类的健康作出了重要贡献。近百年来,社会各层面对中国质疑之声不断,我想这主要是由于思维模式不同造成的,思维模式不同导致认识上的差异。因此,认真研究和构建中医原创思维模式对中医学的发展具有重要意义。

王琦教授经过两年多的努力,创见性地提出'取象运数,形神一体,气为一元'的中医原创思维模式,从思维科学的角度阐明了中医理论认知特点和内在规律,反映了认识过程,明确中医医疗实践活动的思维模式,对中医学的发展具有指导性的意义。

'取象运数,形神一体,气为一元'准确提炼和概括了中医原创思维模式的基本内涵,是中医学认知生命、健康和疾病的基本思维框架,体现了中医原创思维的独特性,说明中医学是以不同的思维方式认识生命现象。'象数-形神-气'三者是一个不可分割的整体,其在理论认知上体现了中医学的特点—整体论原则,表面中医思维是'天人合一'、主客交融、物我一体，是一个不破坏、不干扰、自然态的整体。'取象运数'是医者从认识开始，采用司外揣内、以表知里的思维方式；'形神一体'说明从认识的主体到客体，这个客体是形神合一，不可分离，这是中医学不同于西方医学的对人体的认识；'通天下一气尔'从本体论上说明了世界万物以及作为万物之一的人的本原，从认识的现象深入到本质。

中医学的发展必须理论和实践相结合，理论能够指导临床实践。王琦教授提出的'取象运数，形神一体，气为一元'中医原创思维模式，是源于医疗实践，是对临床医疗实践的总结和提炼，必然能够对实践起到很好的指导作用。

总而言之，王琦教授提出的'取象运数，形神一体，气为一元'的中医原创思维模式是不同于建立在解剖学、生物化学、生理学等人体的还原论医学模式，展现了人与自然及人体自身整体论思维图景，必将促进中医学的发展，是中医界的一件大事。因此，对王琦教授的研究表示支持与肯定。"

国医大师　路志正

5. 颜正华国医大师评议

"王琦教授提出'取象运数，形神一体，气为一元'的中医原创思维模式，对中医学发展史的研究具有一定价值。该研究的成果，能够回应社会各层面对中医药学和中国传统文化认同的难题。

中医学的文化背景和思维体系不同于西医学，有其自身特点。'取象思维'、'运数思维'、'形神一体'、'气一元论'，阐明了中医理论的认知特点，全面总结了中医学在医疗实践活动中的思维模式，观点是正确的。对中医原创思维模式的研究，表示支持与肯定。"

国医大师　颜正华

6. 李济仁国医大师评议

"中医原创思维是中医学的灵魂，也是中医学区别于其他医学的本质特色。王琦教授提出'取象运数，形神一体，气为一元'是中医原创思维模式，这一学术观点是作者经过查阅大量相关文献、征求各方面意见之后提出来的，是作者深入思考的结果，我很赞同。

这一观点涵盖了中医思维模式的几个最重要的要素'象数'、'形神'、'气'，理清了这几个思维要素之间的关系。文章对这几个思维要素的内涵进行了详细的阐述，指出'象数观'、'形神观'、'气一元论'作为中医思维的三要素，符合中医整体思维特征。这一命题既考虑到中医思维认识的主体和客体，又概括了中医思维认识的工具和本原。'象数'、'形神'内在本质通过'气'贯通内外上下达到整体联系、动态统一，这一表述充分体现了中医学独特的原创性思维特征。

这一研究必将大大推进中医学的传承与发展，有效地指导中医的临床实践，并对中医核心价值体系的弘扬具有重要的意义。"

国医大师　李济仁

7. 李振华国医大师评议

"以王琦教授为首席专家承担国家'中医原创思维'项目，经过近两年的专项研究，查阅上千篇相关文献，通过古今临床实践，以中国传统文化和古代哲学的影响为基础，对人的生命现象，对疾病防治和实践提出了'取象运数，形神一体，气为一元'是中医学的原创思维模式。该模式完全符合中医学的思维模式和思维要素的界定，并对中医原创思维模式的要素'象数'、'形神'、'气'之内涵进行详细的阐述，其反映了思维认识过程，体现了中医学整体、动态、联系、有序的特征，展现了将人与自然及人体自身整体论思维图景，从而凸显了其科学价值。"

该项研究从指导思想、方法步骤和提出的'象数、形神、一气'的论点，完全符合中医学的自身理论体系和临床实践。历代的临床实践足以验证了这一论点的正确性，并说明中医学在理论上，临床防治疾病思维方法以及在治未病等诸多方面的科学性。

该项研究既体现了对中医学的继承性，又有国内外创新性的论点。为中医学术的研究也提供了正确的研究方向和防治疾病的理论依据。

据此建议，该项目研究的科研成果上报有关部门，并应在中医的医、教、研机构中大力推广应用。"

国医大师　李振华

8. 周仲瑛国医大师评议

"原创思维是中医学理论的源头。该研究首先界定了中医原创思维模式的基本内涵、特征及意义，揭示出中医与西医以完全不同的视角与思维方式认识生命现象，为确立未来中医发展方向提供指导。

'取象运数、形神一体，气为一元'，研究者用 12 个字，准确提炼和概括了中医思维模式的基本内涵。其中的象，是指中医学以藏象理论为核心，通过'司内揣外'、'司外揣内'模式认知活体生命健康状态；形神一体则反映了生命活动的物质基础与功能并存的基本认知特征；气为一元揭示了宇宙万物整体运动变化过程中'气'的根本属性。

'象数-形神-气'整体思维模式是中医学独特的中医原创思维，是中华民族最具原始创新的领域，它以不同于西医学的视角与思维方式认识生命与健康，形成了独特的概念和理论体系。

中国传统医学与现代医学是两种不同体系的医学，中医原创思维研究回答了中西医对生命与健康的认识理解是什么，并且从概念、范畴、思维方式、研究方式、实践目标方面进行比较，有助于对中国传统医学思维进行正确评价。

该课题研究对阐明中医自身理论认知特点，反映了认识路线，寻求其内在规律，明确今后中医自身发展方向，进行创造性转化，实现学术创新、实现理论飞跃等都具有重要的指导意义。"

国医大师　周仲瑛

9. 吴咸中国医大师评议

"以王琦教授为首席科学家的研究组对'中医原创思维'进行了深入的研究。经过两年多的努力，取得了进展，完成的报告已通过几次专家论证，得到了诸多专家的肯定。作者对取象运数的象数观，命题及阐述均颇有见地，在临床诊断中的应用，引用的权威也很有说服力。形神一体的形神观，这是大家所熟悉的诊治原则与方法，报告中又作了充实的引证及阐述，内容充实，说理性亦强，体现了中医的原创思维……希望类似的研究能继续下去。"

国医大师　　　中国工程院院士　　　吴咸中

10. 张灿玾国医大师评议

"本课题研究对中医学的开创与形成、系统构建的认知，具有重要意义；对认识中医学与华夏文化的关系，西医学与西方文化的关系之异同，具有重要的学术价值；对中医思想、中医理论、中医文化的认定及继承发扬，具有重要的、历史的、现实的应用价值；对中医学的学术体系的认定、应用以及自身规律的进一步发展，具有指导性的意义；对制定中医临床、教学、科研方面的规章制度具有重要的参考价值。"

国医大师　　张灿玾

11. 张学文国医大师评议

"拜读由王琦教授领衔承担的国家重点基础研究发展计划‘中医原创思维’专题研究课题总结，深为其学术团队博古通今孜孜以求的探索精神所感动，并为其对中医原创思维的科学新界定所折服。

众所周知，中医学是历代医家数千年来通过不断深入的观察与反复临床实践所总结的对健康与疾病的认识。是通过与系医学完全不同的视角与思维方式所形成的具有特定概念与理论的医学体系。中医药学是中国传统文化中最灿烂的瑰宝之一，是我国最具原始创新潜力的学科领域。在新的概念时代，重视中医原创思维的研究，大力传承发展中医原创思维对于中医学的整体发展将具有重大的现实意义和历史意义。

中医学素以形象思维和整体观念为核心，重视临床医学，其原创思维既体现了科学与人文融合，也强调了天人相应、调身与调心并重。这一思维模式的形成既来源于众多医家的临床实践，又以临床疗效作为检验的证据。王琦教授带领的课题研究团队，在温习浩如烟海的文史医哲文献基础上，充分运用了现代的发生学、思维科学、复杂科学、比较学等方法，条分缕析，去伪存真，积厚而薄发地概括界定出了‘取象运数，形神一体，气为一元’的中医原创思维模式，为科学认知中医学真髓及面向世界传承发展中医学将起到积极的推动作用。

此研究成果深化了中医原创思维‘象为信息，形为载体，气为本原’的整体思维模式，以科学的新概念阐释了东西方科学史界、思想界一系列关于中国传统文化认同的难题。同时，此研究成果还将为当代思维科学提供史实内涵，并有力促进原创科技创新。

此项研究成果业已达到国家领先水平。"

国医大师　　张学文

（三）"973"项目专家、首席科学家评议

1. 李德新教授评议

中国传统原创思维是在中国传统文化特别是中国传统哲学背景下形成的，以意象、整体、辨证为特点的思维方式，或者说是以意象思维见长的整体辨证思维，与基于西方文化、哲学的、以还原论为特点的逻辑思维迥然不同。中国传统原创思维是中国传统文化的原创思维，是坚持文化自觉、建设社会主义先进文化过程中，我国学术界特别是哲学界、理论界必须但尚未圆满回答的重大的、关键的科学问题。

中医原创思维研究是"973"计划和中医理论专题研究的重要方向之一。对于中医学的创新和建设社会主义先进文化，具有重要的学术意义和社会意义。

以首席科学家王琦教授为首的学术团队，运用发生学、思维科学、复杂科学、比较学等方法，对中医学发展史进行研究，提出了"取象运数，形神一体，气为一元"的中医原创思维模式。从理论上对中医学原创思维进行了科学概况，构建了中医原创思维的思想模型或称理论模型，是一项重大研究成果。

"气为一元"是坚持中国古代哲学气一元论。中国古代哲学气—阴阳—五行，形成了中国传统文化的整体辩证思维方式。

"形神一体"，在认识或思维范畴，形一为认识的对象，属客观；二指感官的功能。"形也，神也，物也，三相遇而知觉乃发"，"视听之明，可以摄物，心知之量，可以受物。"神，指思维活动或精神现象，属主观。"君子独言心者，魂为神使，意因神发，魄待神动，志受神摄，故为四者之津会也。"形神一体，是主观与客观的统一，体现了中医学的形神观。

"取象运数"，为《易传》所用的方法，属中国古代科学哲学术语。即认识事物从取象开始，观察天地万物，在此基础上进行分类，概况成卦义之象，并形成数学模型，然后再将数学模型加以推广，是为运数。取象运数的目的在于阐释易理，所谓"行数循理"，"由数达理"。体现了中医学由物而象（或意象）而理的，以形象（意象）思维为特点的形象思维与抽象思维相统一的整体辨证思维方式。

"取象运数，形神一体，气为一元"的思维模式可以视为中国传统文化的原创思维模式。中医学运用这一思维模式，对生命、健康与疾病的理性认识，形成了中医学的思维模式、思维规律与思维方法。因此，中医原创思维研究应重在研究中国原创思维在中医学中的具体应用的模式、规律、方法。将思维的哲学研究、科学哲学研究、思维科学研究和医学科学思维研究区别开来。

"973"计划中医理论专项专家组副组长　李德新

2. 段金廒教授评议

以王琦教授为首席科学家的研究团队承担的"中医原创思维模式"国家重点基础研究（"973"）项目，经过2年多的孜孜以求，综览相关文献逾千篇，运用发生学、思维科学、复杂科学、比较学等方法，对中医发展史进行了梳理和系统研究，创见性地提出了"取象运数，形神一体，气为一元"的中医原创思维模式，从思维科学的角度阐释了中医

理论的认识特点和形成过程。

原创思维是学科形成的基石，是中医学理论产生的核心，王琦教授的研究成果将为弘扬中医学术思想和文化特质，引导人们科学认知机体生命活动要素和疾病发生与诊治规律产生广泛而深邃的影响，对丰富和发展中医原创思维和理论体系作出贡献。

南京中医药大学 "973"首席科学家 段金廒

3. 王振国教授评议

任何科学的形成和发展总是与其文化背景休戚相关，医学因其本身具有的人文特征而与文化的关系尤其密切。中医学在发展的过程中不断从当时的哲学、文学、数学、历史、地理、天文、军事等学科汲取营养，因此，无论是理论基础、还是思维方式，都与中国文化有着天然的一致性。同时，在中国文化的构建和发展过程中，也融入了中医学的思想与智慧。

王琦教授领导的研究团队，运用发生学、思维科学、复杂科学等方法，对中医理论中的形神关系、精气学说以及认知方法中的取象比类、数术等诸多论说进行了系统梳理和概括，提出"取象运数，形神一体，气为一元"为核心的中医原创思维模式问题，具有重要的理论和现实意义。

山东中医药大学教授 "973"首席科学家 王振国

（四）其他专家评议

1. 刘红宁教授评议

王琦教授主持的《中医原创思维模式》的研究，从多个角度、多层次，运用了多学科的方法，揭示了中医原创思维模式的主要特点："取象运数，形神一体，气为一元"，这一思维模式与中医的特点一脉相承，是中医学科的重要组成部分。

首先"取象运数，形神一体，气为一元"从三个不同的层面反映了中医的整体观，使中医整体观形成原因有了更清晰的思维基础。其次"取象运数，形神一体，气为一元"的思维模式进一步揭示了中医学科所具有自然科学与人文科学双重属性的原由。

中国古代的很多学科，随着学科的发展、分化、逐渐从多学科的属性走向了单一学科的属性，只是到现代人们为了创新才有意识的进行学科融合，具有多种属性的学科才不断增加。"取象运数，形神一体，气为一元"这一中医原创思维模式的清晰，对进一步认识中医学科所保持的两类学科属性，从而为中医的进一步发展奠定了思维方法的基础。

江西中医学院 刘红宁

2. 傅小兰教授评议

中医学是以中医药理论与实践经验为主体，研究人类生命活动中健康与疾病转化规律及其预防、诊断、治疗、康复和保健的综合性科学。已有数千年历史的中医学脱胎于中国传统文化和古代哲学，既是古代先民医疗实践经验的总结和概括，更是中国灿烂文化的集中体现和创造性成果。

　　王琦教授主持国家"973"项目"中医原创思维与健康状态辨识方法体系研究",提出了中医学的原创思维模式"取象运数,形神一体,气为一元",三要素"象数观、形神观、气一元论",以及认知特点"取象思维、运数思维、形神一体、气一元论"。就我所知,中医理论基础研究中存在大量的心理与认知问题。中医病因学早已重视"七情"这类心理因素,而认知因素在心身互动中的重要作用也值得深入探讨。通过采用认知心理学、认知科学和认知神经科学的实验方法、建模技术和脑成像手段,可以深入系统地研究中医思维的认知过程(如中医望、闻、问、切四诊合参中的感知觉和推理过程,中医辨证论治中的决策过程,以及中医思维传承中的学习和记忆过程),构建中医专家系统,阐明中医思维的认知特点,创新中医学的认知理论。

中国科学院心理研究所所长　傅小兰

下篇　中医原创思维模式的解读

第一章 中医原创思维再议

1. 问题的提出与释名

近现代以来，国内国外、业内业外对中医学的质疑问难之声不断，中医几经存废之争。其原因固然多重，但从学理层面，主要是受西方"科学主义"及思维方式的影响，导致民族文化主体的沦落或虚无。要回应这种质疑问难，要找回迷失的自身主体，我们应该反省反思，研究清楚中医原创思维到底是什么？"中医原创思维是中国传统医学认识自然生命现象、解决医疗实践问题的特有的思维方式。它的形成是基于长期的医疗实践，并受到中国传统文化和古代哲学的影响，是前人对生命、健康与疾病的概括性的反映，是中医学理论与临床的结晶。"[1]它不同于西方还原论的思维方式，也不能与系统论的思维方式划等号，它是一种动态整体思维，准确地说是一种既有原创性又有历史局限性的朴素的动态系统整体辩证思维。象思维是中医原创思维的重要内容和特征，但有的研究者把中医原创思维仅仅归结为象思维，而忽略了数思维，特别是察类、求故、明理等逻辑思维的重要意义；有的研究者又过分夸大了象思维中的神秘主义内涵；有的研究者则把生命观的研究对象当作思维对象，在健康辨识主要元素与思维对象之间划等号。

我们认为：研究中医原创思维，首先要界定什么是"原创"、什么是"思维"。本文所说的"中医原创思维"，其"原创"二字，指的是本原性、本然性、创造性、建设性的意思，它的直接学科背景是中医学，它的文化背景是中国哲学或说中国文化。中医原创思维主要是针对西医、西方思维而言。言其"原创"，原因在于：这种思维是中医本原性的、本然性的、"土生土长"的思维方式，也是中医创造性、建设性的思维方法。由于中医与中国哲学同源共祖，使得中医思维方式与中国传统的其他学科思维方式较难清晰界定，但是，中医学科毕竟有其学科的思维特点，中国哲学思维方式的普遍性适用于中医，特殊性只能在中医学本学科去找。这是中医"原创"思维的第二层含义。本文所讨论的"原创"主要是第一种含义，即相对于西医、西方思维而言的中医原创思维。"思维"的含义有广义、狭义之分，广义的思维，包括思维主体、思维工具及方式、思维对象三个要素，狭义的思维就是指思维方式。就中医原创思维的研究而言，此思维主要是指思维方式，思维主体和思维对象并非题中应有之要义。因为思维主体显然是"心之官则思"的"心"，思维对象必然是如脏腑、经络、形神、精气神、气血津液、气等各种生命物质与现象。后者虽然也可以作为思维对象，但更属于生命观研究之范畴，不宜作为中医原创思维的研究重点。概而言之，中医原创思维是中国传统医学在长期的理论认知和临床实践中逐渐形成的带有鲜明的中国哲学特点的原创性思维方式。它由多种思维形式、方法、手段、要素组成的，包括取象、运数、察类、求故、明理、意会、心悟等。它不是单一的取象思维，也不是简单的形式逻辑思维。它的研究重点不是思维主体，也不是思维对象，而是"思维方式"，不宜把生命观研究对象当作思维对象而纳入原创思维的研究范畴。中国古代之所以能做出不逊于西方人的科技贡献，就是由于我们有一套朴素辩证的思维科学方法。中医学是这套朴素辩证的思维科学方法运用得最成功的学科领域之一，正是因为善于将上述多种思维形式、方法、工具、手段综合运用，所以能够说明复杂的人的生命现象和在实践中成功地治疗各种疾病。在哲学上，中医原创思维是经验主义、理性主义和神秘主义的互补、结合和统一。

2. 象与取象思维

王树人、喻柏林认为：“中国传统文化中的‘象’包含外在感知之象、内在感知之象，把握某种小宇宙整体内涵的气象或意象，乃至本原之象或大宇宙整体之象等等无限丰富的层次。‘象思维’的显著特点表现为‘象的流动和转化’，即象在同一层次和不同层次的运动。‘象思维’正是借助象的流动与转化，以达到与大宇宙整体之象或‘道’一体相通的‘把握’。……提出‘象思维’的研究，在于揭示‘象思维’的合理性，确立其在思维活动和发展中的本原地位，修复由概念思维绝对化或异化所切断的人与自然一体的纽带。”[2]刘长林认为：“‘象’范畴是经《易传》系统论述而严格确立起来的，意象思维的产生和形成则经历了很长的历史时期。”“在《易传》中，‘象’分客观存在之‘象’和主观摹拟之‘象’。摹拟的行为和结果，都称‘象’。万物变化的表现，即客观存在之‘象’。”“象首先是指客观存在之象。……然而，象并非世界的全部，它只是人类认识世界所要切入的层面。‘象’之外还有‘器’，象器为相对之物，故曰‘见乃谓之象，形乃谓之器’。‘象’是‘天地变化’‘往来不穷’之所现，器则是相对稳定静止之形物。”他由此推论：“《易传》所言之‘象’，专指处于变化之中带有不确定性的现象，而‘形’则指形体、形器，不在‘象’的范畴之内。形器无疑要变化，也在变化，其变化的呈现则为‘象’”。他还认为：“中医之象主要是指人体作为活的整体显露于外和所感受到的功能动态过程，是人体内外相互作用关系的整体反应。象的实质是气，是气的流动。”[3]邢玉瑞认为：“‘象’在取象思维中的含义，首先是指客观事物表露于外的形象、现象，王冰《次注黄帝内经素问》说：‘象，谓所见于外可阅者也。’即凭借感官可以直接捕捉到它们。其次，指意象，即隐含着某种意义的卦象、图象或物象等。《易传·系辞上》说：‘圣人有以见天下之赜，而拟诸其形容，象其物宜，是谓之象。’说明‘象’是对天地万物的模拟，其中蕴含着所要表达的意念，所谓‘圣人立象以尽意’。同时，‘象’也是关于客观世界之象的模型，卦象、爻象实际上就是中国古达特有的关于自然界和人类社会生活的图像模型，而且是一种功能动态模型，如《周易·系辞上》言：‘天地变化，圣人效之。’《周易·系辞下》说：‘爻也者，效天下之动者也。’这表明‘象’偏重于事物的动态之象，而不是形体形质静态之象；所要研究的是事物的行为和功能，而不是事物的形体和形质。”[4]张其成认为：“‘象’大体有现象、物象、事象、形象、意象、法象等含义，这些含义大体可分为两个层面，一是符号之象，即人为之象，又称‘意象’（包含法象）；二是事物之象，即自然之象，又称‘物象’（包括事象、形象、现象）。”[5]王永炎、张启明认为：“中国文化中的‘象’具有物我合一、现象与本质相融、自然、整体、动态时序的特点。直觉体悟和比类取象分别是中国人认识和表达‘象’的常用方法。象思维过程可分为物象、具象、意象3个不同阶段。中医辨证乃至中医理论的形成集中体现了象思维的特点。”[6]王琦认为：“‘象’在中国传统文化中，主要有物象和意象两层意思，是事物表达于外的客观现象以及主观感知的体悟。……中医取象的思维过程分为3个阶段：活体取象—取象测藏—据象类推。"[7]贺娟认为："'象思维'是中医学重要的原创思维方法，在形成并丰富中医药学理论、构建中医学理论体系中发挥了巨大作用，在中医学术备受关注。但正如其他任何一种科学方法一样，也存在自身的优势与不足。'象思维'对中医学理论的发展亦是有功有过，正确理解并评价这一方法的科学价值对研究中医学理论至关重要。"作者分别从"'取象思维'的局限性"、"'取象思维'的随意性"、"某些'意象'作为客观规律定位难以取得共识"三个方面做了"反思"性地论述。[8]

从上述关于象与取象思维的研究，可以看出：学界都充分肯定取象思维的原创意义和价值，肯定它的基础和核心地位，在这一点上有广泛的共识。但是如何界定取象思维，如何评估它的作用和功能，取象思维有没有局限性，需不需要用其他的思维方法和形式来补充，学界的认识就不尽一致了。

一种意见认为，取象思维包括形象思维、意象思维、象数思维、具象思维、应象思维、直觉思维、灵感思维、悟道思维、取象比类等多种思维形式。取象比类中就已经包含有逻辑思维的内容，取象运数思维中的运数思维，也有数字、符号的抽象逻辑推演。学者们更加看重的是其中所包含的直觉、意会、顿悟、与道同体等悟性思维的内容，认为这才是创造性的真正源泉。在他们看来，取象思维虽然难以确切界定，但是却有神奇、神妙的功能，许多原始创新都是靠这种只能意会、不可言传的思维方式来实现的。这种看法基本上是在中医原创思维与取象思维之间划等号，认为其中包涵着极其丰富的内容，感性、理性、悟性、灵感思维等几乎无所不包，"犹如一张巨网，笼括着中国文化的全幅领域"，甚至说它"没有严格的感性与理性之分和观察与理论之别。"[9]持这种看法的学者对取象思维的界定一般都比较笼统模糊，总名之曰系统整体思维。

我们认为："象"只是一种思维工具，"取象"则反映了思维的动态过程，"象"思维名之为"取象"思维更合适。"取象思维"是以"象"为工具，以"取象"为基本方法，用以认识宇宙万物的一种思维方式。它是中医思维模式的基础和核心，它有原始创新功能，但是取象思维不能涵括主体认识、把握客体（对象）的所有思维形式，科学研究的所有方法和手段。它也是有边界、有局限性的，需要用其他的思维方法、形式、工具和手段来补充。比如"取象比类"虽然接触到了逻辑思维的内容，但不见得完全科学。取象思维也不能把比类、求故、明理的逻辑思维方法全部涵括进去。要从现象深入到本质，把握事物的内在原因、根据、必然性和规律性，还得求助于察类求故明理的逻辑方法，这是取象思维做不到的。再比如，中国古代有象数之学，易学中有象数学派，"物有定形，形有定数"，"象数相倚"，象与数是分不开的，对事物的认识总是定性与定量相结合。人们对数的认识往往是从结绳纪事、丈量土地等感性活动开始，运数思维与取象思维是有交叉、互相包含的。但是运数思维的进一步发展，基本上是脱离了具体的形象，以抽象的数字、符号、图形为工具而逐步推演深化，所以取象思维又不能涵括全部运数思维。应该说二者有密切联系，但是也有很大区别。从中医学发展的历史和逻辑都可以看到，取象思维的作用和功能不是无限的，还需要运数思维以及察类、求故、明理的逻辑思维来补充，才能像列宁讲的那样："使我们的认识从现象的外在性深入到实体"，"以便探求现象的原因"[10]。

3. 数与运数思维

长期以来，学界对"运数"思维研究不够，大多是"象学派"，基本上持"象本论"，普遍认为"数是一种特殊的象"[1]。这其实是一种误区，一种偏见，在很大程度上影响了对中医原创思维的正确认识。

事实上，"数"不是"象"的附属，运数思维不是取象思维所能兼容的。"象"更多反映的是空间性，《易传·系辞下》："古者包牺氏之王天下也，仰则观象于天，俯则观法于地，观鸟兽之纹，与天地之宜，近取诸身，远取诸物，于是始作八卦，以通神明之德，以类万物之情。"《易传·系辞上》云："见乃谓之象"，"见象著名莫大乎日月"。《周易·小过·象》云："有飞鸟之象也"。《易传·系辞下》："吉凶者，失得之象也；悔吝者，忧虞之象也；变化者，进退之象也；刚柔者，昼夜之象也。"《易传·系辞下》云："是故夫象，圣人有以见天下之赜，而拟诸其形容，象其物宜，是故谓之象。"《易传·系辞上》云："天生神物，圣人执之。天地变化，圣人效之。天垂象，见吉凶，圣人象之。河出图，洛出书，圣人则之"等。以上这些，不管是现象、征象、意象等，但反映的都是一种空间联系。

"运数思维"是以"数"为工具，以"运数"为基本方法，用以认识宇宙万物的一种思维方式。在中医学里面，"数"更多反映的是时间性、时序性。《黄帝内经》云："夫四时阴阳者，万物之根本也……故阴阳四时者，万物之终始也，死生之本也。逆之则灾害生，从之则苛疾不起，是谓得道"（《素问·四气调神大论》）。"夫五运阴阳者，天地之道。万物之纲纪，变化之父母，生杀之本始，神明之府也，可不通乎"（《素问·天元纪大论》）。"天之道也，此因天之序，盛衰之时也"（《素问·六微旨大论》）。这里的"四时阴阳"、"五运阴阳"、"因天之序，盛衰之时"是"数"而不是"象"。不仅如此，事实上《黄帝内经》处处体现了"运数"思维，如认为"因时之序"才能"生气通天"（《素问·生气通天论》），认为"四气调神"是养生之要务（《素问·四气调神大论》）。对于脏腑，《黄帝内经》强调"脏气法时"之论（《素问·脏气法时论》）；对于发病，《黄帝内经》有"反此三时，形乃困薄"之说（《素问·生气通天论》）；对于治法，《黄帝内经》要求"合人形以法四时五行而治"（《素问·脏气法时论》）。在中医的其他经典，也有类似的论述。如《伤寒论》中的三阳三阴，即"六经"的时序、传变以及辨证施治等都与"数"不可分割；《金匮要略》总论，则用"先后病"作篇命题，且设立四时加减法（《金匮要略·脏腑经络先后病脉证》）。李东垣《脾胃论》专门论述人之脏腑和天之四时五运的关系："五行相生，木火土金水循环无端，惟脾无正，形于四季之末，各旺一十八日，以生四脏。四季者，辰戌丑未是也，人身形以应九野。左足主立春，丑位是也；左手主立夏，辰位是也；右手主立秋，未位是也；右足主立冬，戌位是也"（《脾胃论·藏气法时升降浮沉补泻之图》）。这样的例子，在中医经典中几乎俯拾皆是，充分体现了中医原创思维中的运数思维，不是取象思维所能涵括的。

"运数"思维在中医学中的重要性，还可以用文献比较学的方法来分析。如："女子七岁肾气盛，齿更发长。二七而天癸至，任脉通，太冲脉盛，月事以时下，故有子。三七肾气平均，故真牙生而长极。四七筋骨坚，发长极，身体盛壮。五七阳明脉衰，面始焦，发始堕。六七三阳脉衰于上，面皆焦，发始白。七七任脉虚，太冲脉衰少，天癸竭，地道不通，故形坏而无子也。丈夫八岁，肾气实，发长齿更；二八，肾气盛，天癸至，精气溢泻，阴阳和，故能有子；三八，肾气平均，筋骨劲强，故真牙生而长极；四八，筋骨隆盛，肌肉满壮；五八，肾气衰，发堕齿槁；六八，阳气衰竭于上，面焦，发鬓斑白；七八，肝气衰，筋不能动，天癸竭，精少，肾脏衰，形体皆极；八八，则齿发去。"（《素问·上古天真论》）"天七地八，本数也。男以八为节，二八天癸至，八八而竭。女以七为竭，二七天癸至，七七而竭者，天地互用也。互用者，交法也。本数体也，交法用也。"（《易通变》）上述文献，第一条是中医学的，第二条是中国哲学之"数"学派的。比较可见，"数"学家张行成说"男以八为节"，"女以七为竭"，《黄帝内经》亦以此"数"来论述男女不同的生理。《黄帝内经》中类似的描述还很多，尤其在五运六气里面。可以说，五运六气就是"数"学派理论运用于中医学的结晶，更多用的是运数思维而非取象思维。再者，《伤寒论》的"传经"说，也是根据"数"；针灸的子午流注，更是根据"数"；中医强调处方用药的"四时加减法"，其本质也是"以数统象"，而不是"以象统数"等。现在中医，正是因为忽略了对"数"的重视，一味重"象"，导致了不能"运数"地处方用药，如一年四季不论何时，有是病即处是方，这其实是违背了中医运数思维的。因为，中医很重视"顺乎四时"，强调"顺应天时"，而表达这个"天时"的天干地支正是一种"数"，一种在中医、在中国传统文化中运用得很多的很典型的"数"。中医把"天时"放在首重的位置上，就从相当大的层面说明，中医对运数思维是更为重视的，至少不能作为取象思维的附属。一言以蔽之，中医更重视时间整体、以时间统摄空间的整体观点和思维方式[11]决定了，运数思维是中医原创思维中更具特色的，很重要的一种原创思维方式，至少与取象思维并重。

在中医原创思维中，取象思维主要是一种空间思维，反映的是一种空间联系；运数思维主要是一种时间思维，反映的是一种时间、时序联系。两者共同构建了中医原创思维中的时空思维，从而把整个宇宙联系为一个整体。取象运数思维是构成中医原创思维模式的重要元素，它不仅是中国传统文化的思维方式，更是中医学实践的整个过程中获取知识、经验、技能的重要方法。它是中医学思维认识的起始阶段，使认识达到主客一体、物我交融的思维境界，使中医理论思维呈现了整体动态时空观的结构图式和运行模式，显示了从宏观上把握事物的智慧，形成了自身的理论特质。但是，取象运数是中医思维认识的初级阶段，主要是一种感性思维，是一种经验主义。这里所说的"经验主义"是指"一种认识论学说，认为人类知识起源于感觉，并以感觉的领会为基础。""经验一词主要指与理性认识相区别的一个认识阶段、认识形式，即感性认识。"[12]

4. 类与察类思维

在中国，先秦时期已经提出"察类"、"求故"、"明理"等逻辑命题。春秋末年邓析强调"谈辩者别殊类使不相害，序异端使不相乱"（《邓析子·无厚篇》），认为"别殊类"、"序异端"是"不相害"、"不相乱"的逻辑前提。墨子明确提出"类"、"故"、"理"三个基本概念，认为逻辑推理首先要"知类"、"察类"，"不知类"、"不察类"是违背逻辑原理的。后期墨家已经提出了相当于三段论的推理形式——论"故"、"理"、"类"与"三物论式"[13]。"故"是立论之根据、理由，《经上》说："故，所得而后成也。"无"故"即无法作出合乎逻辑的推论，要"无故从有故"（《墨子·非儒下》）。墨子的"理"是"成故"的意思，即通过"察类"、"求故"的逻辑程序，得出符合实际的结论。"故"强调的是原因和根据，"理"强调的规律和规范，"类"强调的是"同类相推，异类不比"之原则。墨家认为："三物必具，然后辞足以生。"（《大取》）违反这三个要求中的任何一个，就会逻辑错乱，得不出正确的结论。荀子和韩非也非常重视类、故、理这三个重要逻辑范畴。如荀子强调"言以类使"（《荀子·子道》），"听断以类"，"以类行杂"（《荀子·王制》），认为"类不悖，虽久同理"，人们掌握了"类"，就叫"以近知远，以一知万，以微知明"，"以人度人，以情度情，以类度类，以说度功，以道观尽"（《荀子·非相》）。韩非子多次提出"知类"、"察类"和"取类"的问题。荀、韩在运用归纳、演绎、类比、二难等推理以"求故"和"明理"方面具有特殊的贡献。就"类"、"故"、"理"三者关系而言，墨家学者认为："辞（结论）以故生，以理长，以类行"，是对三者关系的简要概括。沈有鼎先生认为：这"十个字替逻辑学原理作了经典性的总结。"[14]

现代学者冯契先生的"范畴说"第一次提出了一个按照类、故、理三组范畴来安排和建构的逻辑范畴体系。这是冯契先生以逻辑范畴形式表现出来的对智慧探索历程的逻辑概括，也即是对人们从无知到知，从知识到智慧过程的逻辑概括，是逻辑范畴史上的一个新突破和新进展，具有广泛的方法论价值与重要的理论意义。如冯契先生论述："不论是人类的认识发展（哲学史、科学史等），还是个体的智力发展，都要经过察类、求故、明理这些认识环节。'察类'就是知其然，'求故'在于知其所以然，'明理'则是知其'必然'与'当然'。由知其然到知其所以然，再到认识必然与当然，是一个认识的深化和扩展的过程。"[15]"历史上哲学家们通过'类'、'故'、'理'这些逻辑范畴来揭示'性'与'天道'，经历了由自发到自觉、由较少自觉到更多自觉的发展过程。在先秦，随着'名实'之辩的展开，比较突出地展开了对'类'的争论，'故'和'理'也被提了出来，并且已经形成墨家的形式逻辑体系和荀子、《易传》的辩证逻辑比较法。到汉代，墨学衰微，而辩证逻辑的比较方法，不论是侧重于'取象'还是侧重于'运数'，在具体科学中都发挥了作用。……自汉至唐，哲学家们考察了许多关于'故'的范畴：'目的因'、'质料因'与'形式因'，'体'与'用'，'自因'与普遍联系等。……虽然'理'范畴也早已提出，但宋明时期哲学家对'理'作了更深入、更多方面的探讨，对理与气、道与器（理与事）、理与势、必然、当然与自由、一般规律与特殊规律等关系展开了争论，随之对'两'与'一'、'分'与'合'的考察也深化了。……王夫之在作全面的批判总结时，差不多考察了前人提出来的所有的逻辑范畴，把它们融会贯通，成为'汇象成易，举易皆象'的体系。……正是通过这些范畴作为环节、运用它们作为方法，人们对'天道'和'人道'的认识越来越深入了。"[16]冯契先生的学生李志林有专著《气论与传统思维方式》，从逻辑与历史统一的角度，用大量资料进一步具体论述了先秦时期的科学方法是以"察类"为主，汉唐时期是以"求故"为主，宋元明清时期是以"明理"为主。这是一个认识逐渐深化的过程。[17]李志林先生这种观点在中医学中也得到比较典型的验证。

"察类思维"是以"类"为工具，以"察类"、"比类"为基本方法，用以认识宇宙万物的一种思维方式。从中医史看，成篇于先秦的《黄帝内经》大量运用了"取象比类"、"天人比类"思维。"天人比类"本质上也是"取象比类"，无非是取"天"象即取

"自然"、"物理"之象而已。这种"比类"典型体现在阴阳五行上。如《黄帝内经》有"阴阳应象大论"，此"阴阳应象"即是取阴阳之"象"作为事物的共性或模型来"类推"人体生命的过程，正如明·马莳注云："此篇以天地之阴阳，万物之阴阳，合于人身之阴阳，其象相应。"[18]又如五行，《黄帝内经》云："五脏之象，可以类推"，王冰注："象，谓气象也。言五脏虽隐而不见，然其气象性用，犹可以物类推之，何者？肝象木而曲直，心象火而炎上，脾象土而安静，肺象金而刚决，肾象水而润下。如是皆大举宗兆，其中随事变化，象法傍通者，可以同类而推之尔。"(《素问·五脏生成》)《黄帝内经》将肾称之为"主蛰，封藏之本"，脾胃称之为"仓廪之本"，(《素问·六节藏象论》)均是取五行之"象"类推认识五脏功能的结果。可以说，这种以阴阳五行为核心的取象比类构建了《黄帝内经》的理论体系，而广泛运用于很多方面。如认识生理："海有东西南北，命曰四海。黄帝曰：以人应之奈何？岐伯曰：人有髓海，有血海，有气海，有水谷之海，凡此四者，以应四海也。"(《灵枢·海论》)"阳气者，一日而主外，平旦人气生，日中而阳气隆，日西而阳气已虚，气门乃闭。"(《素问·生气通天论》)认识病因病机："夫圣人之起度数，必应于天地，故天有宿度，地有经水，人有经脉。天地温和，则经水安静；天寒地冻，则经水凝泣；天暑地热，则经水沸溢；卒风暴起，则经水波涌而陇起。夫邪之入于脉也，寒则血凝泣，暑则气淖泽。"(《素问·离合真邪论》)"人与天地相参也，与日月相应也。故月满则海水西盛，人血气积，肌肉充，皮肤致，毛发坚，腠理郄，烟垢着，当是之时，虽遇贼风，其入浅不深。至其月郭空，则海水东盛，人气血虚，其卫气去，形独居，肌肉减，皮肤纵，腠理开，毛发残，膲理薄，烟垢落，当是之时，遇贼风则其入深，其病人也，卒暴。"(《灵枢·岁露》)进行疾病诊断："夫脉之小大滑涩浮沉，可以指别；五藏之象，可以类推；五藏相音，可以意识，五色微诊，可以目察。"(《素问·五脏生成》)明·吴昆曰："五脏发病，其证象合于五行，如心主惊骇，象火也；肝主挛急，象木也；脾主肿满，象土也；肺主声咳，象金也；肾主收引，象水也。凡若此者，可以类推。"[19]制定治法治则："临深决水，不用功力，而水可竭也。循掘决冲，而经可通也。此言气之滑涩，血直清浊，行之逆顺也。"(《灵枢·逆顺肥瘦》)明·张介宾注："水有通塞，气有滑涩，血有清浊，行有逆顺。掘水通经，皆因其势而利导之耳。宜通宜塞，必顺其宜，是得自然之道也。"[20]等。

《黄帝内经》广泛运用了"察类"、"比类"思维学界已是共识。现代学者刘长林、张其成、贺娟等都有关于这方面的详实论证，其中贺娟先生论述尤为精辟。贺娟先生将"取象思维在医学理论中的应用方式"分为三个层次：①据象类比——从个象到个象的推理。认为"《素问·示从容论》称之为'援物比类'，《易传·系辞上》之'引而伸之，触类而长之，天下之能事毕矣'是这种推理方式的最初描述。'"②据象类推——"意象"到个象的推理。认为："由于'意象'表达事物的共性或内在抽象涵义，因此，从理论上言，更接近事物的本质和规律，其推演的结论，就有更强的必然性。目前有学者提出的'模型思维'，即是从'共象'到个象的比类推演方式。中国古代哲学产生了很多思维模型，如阴阳二维模型、五行模型、八卦模型、干支模型以及以河图、洛书为代表的象数思维模型等等，这些模型在《内经》中均有广泛的应用。"③据象比附——以取象思维建构医学体系。认为："据象比附也是一种据象分类的方法，它依据事物表现于外的现象进行分类，……在比附的应用中，中医学对五行的比附应用最突出，其对《黄帝内经》

理论的重要贡献，是构建了《内经》的医学理论体系。"[5]

不仅仅是《黄帝内经》，事实上，运用"察类"思维的中医典籍很多。据我们不完全统计，仅仅明确记载"各从其类也"的中医古籍，就有18种：宋·许叔微撰《类证普济本事方》，宋·张杲撰《医说》，宋·陈言撰《三因极一病证方论》，宋·杨士瀛撰，明·朱崇正附遗《仁斋直指》，元·王好古撰《汤液本草》，元·戴启宗撰《脉诀刊误》，明·周王朱橚撰《普济方》，明·徐用诚原辑，刘纯续增《玉机微义》，明·徐谦撰，陈葵删定《仁端录》，明·薛巳撰《薛氏医案》，明·孙一奎撰《赤水元珠》，明·孙一奎撰《医旨绪余》，明·王肯堂撰《证治准绳》，明·李时珍撰《本草纲目》，明·缪希雍撰《神农本草经疏》，明·张介宾撰《景岳全书》，明·卢之颐撰《本草乘雅半偈》，清·张志聪撰《侣山堂类辨》。"各从其类也"的"类"显然是思维科学意义的"类"，如《本草纲目》云："夫药性，《易》不云乎？本乎天者亲上，本乎地者亲下，亦各从其类也。"（《本草纲目·原序》）《仁端录》云："毒停肌肉则发肿，毒滞皮肤则作臭。肌肉，阳明主之，属土，壅肿，土之象；皮肤，太阴主之，属金，腥臭，金之象。各从其类也。"（《仁端录卷六·起胀赋》）《证治准绳》云："栀子、黄芩入肺，黄连入心，黄蘗入肾，燥湿所归，各从其类也。"（《证治准绳卷五十三·伤寒》）"凡辟邪，疗惊痫、头风、温疟、疮疽，当用头骨；治手足诸风，当用胫骨；治腰背诸风，当用脊骨。亦各从其类也。"（《景岳全书》卷四十九·禽兽部"虎骨"）《三因极一病证方论》云："凡因不内不外而致中风者，各从其类也。如新沐中风，名曰首风；饮酒中风，名曰漏风，又曰酒风；入房中风，名曰内风，又曰劳风。治之各有方。"（《三因极一病证方论·不内外因中风证治》）《医说》云："凡治哽之法，皆以类推。鸬鹚治鱼哽，磁石治针哽，发灰治发哽，狸虎治骨哽，亦各从其类也。"（《医说·治哽以类推》）等等。可见，察类思维在中医病因、病机、处方、用药等很多方面得到了极为广泛地运用。

5. 故与求故思维

"求故思维"是以"故"为工具，以"求故"为基本方法，用以认识宇宙万物的一种思维方式。求故思维在中医学中运用典型体现在"求病因"上。根据中国人民大学杨武金、贺海峰的研究，东汉张仲景的《伤寒论》则更多运用了求故思维。如杨氏等认为："墨家的三物逻辑对《伤寒论》的影响是十分深远的。墨家逻辑中故、理、类三个范畴在《伤寒论》中得到普遍运用。在《伤寒论》的条文中，'故'字出现极为频繁，共计出现73次之多，其中主要地都是作为原因和根据来使用。而'故也'连用有39次之多，这里的'故'是原因的意思，'也'用在句末，表示判断或肯定语气，'故也'有'是……的原因的意思。……其实，《伤寒论》中大量的推断都没有使用'故'字，但我们都能够很容易看出是在做推理。……《伤寒论》条文中虽然未直接使用'类'这个字，但类的思想却贯穿了《伤寒论》中的每一个细节。"[21]

除《伤寒论》外，隋代巢元方的《巢氏诸病源候总论》更能说明中医求故思维。根据《四库全书》电子检索版，"故"字在该书中的运用程度高达"共51卷，1599个匹配"。《巢氏诸病源候总论》一共50卷（检索51卷是因为含"提要"），"故"字每卷都在用，且平均每卷运用频率高达三四十次。该书一共列出了1700多条疾病证候，包括内、外、妇产、小儿、五官诸证，也就是说，这"1599个""故"字基本上对各种病证的证候都"求故"了。每卷各举一例如下：

卷一有云："风寒客于会厌之间，故卒然无音，皆由风邪所伤，故谓风失音不语。"

卷二有云："风身体疼痛者，风湿搏于阳气故也。"

卷三有云："脾胃气弱，故不能食也。"

卷四有云："虚劳则津液减少，肾气不足故也。肾液为唾，上焦生热，热冲咽喉，故唾凝结也。"

卷五有云："肾主腰脚，肾经虚损，风冷乘之，故腰痛也。"

卷六有云："夫散脉，或洪实；或断绝不足，欲似死脉；或细数；或弦快坐所犯非一故也。"

卷七有云："病一日至二日气在孔窍皮肤之间，故病者头痛恶寒、腰背强重，此邪气在表，洗浴发汗即愈。病三日以上，气浮在上部，胸心填塞，故头痛、胸中满闷，当吐之则愈。病五日以上，气深结在脏，故腹胀身重、骨节烦疼，当下之则愈。夫热病者，皆伤寒之类也。或愈或死，皆以六七日间。其愈皆以十日以上，何也？巨阳者，诸阳之属也，其脉连于风府，故为诸阳主气。人之伤于寒也，故其为病热，虽甚不死，其两感于寒而病者必死。

卷八有云："伤寒病，其人或未发汗吐下，或经服药已后而脉洪大实数，腹内胀满，小便赤黄，大便难，或烦或渴，面色变赤，此为腑脏有结热故也。"

卷九有云："时气病二日，阳明受病，阳明主于肌肉，其脉络鼻入目，故病二日内热，鼻干，不得眠。夫诸阳在表，始受病，故可摩膏、火灸、发汗而愈。"

卷十有云："温病三日，少阳受病，故胸胁热而耳聋，三阳始传病讫，未入于藏，故可发汗而愈。"

卷十一有云："夫寒者，阴气也；风者，阳气也。先伤于寒而后伤于风，故先寒而后热；先伤于风而后伤于寒，故先热而后寒。亦以时作名曰温疟。"

卷十二有云："脾胃有热，谷气郁蒸，因为热毒所加，故卒然发黄，心满气喘，命在顷刻，故云急黄也。"

卷十三有云："喜则气和，荣卫行通利，故气缓焉；悲则心系急，肺布叶举，使上焦不通，荣卫不散热，气在内，故气消也；恐则精却，精却则上焦闭，闭则气还，还则下焦胀，故气不行；寒则经络涩涩，故气收聚也；热则腠理开窍，荣卫通，故汗大泄也；忧则心无所寄，神无所归，虑无所定，故气乱矣；劳则喘且汗，外内迅，故气耗矣；思则身心有所止，气留不行，故气结矣。"

卷十四有云："邪之初伤，先客皮毛，故肺先受之。"

卷十五有云："谓此三气焦，干水谷，分别清浊，故名三焦。"

卷十六有云："心为诸藏主，故正经不受邪，若为邪所伤而痛即死。"

卷十七有云："脾胃大肠虚弱而邪气乘之，故为水谷痢也。"

卷十八有云："因脾胃虚微，土气衰弱，为水湿所侵，虫动成，故名湿也。"

卷十九有云："肝之积，名曰肥气……肺不肯受，故留结为积，故知肥气仲夏得之也。"

卷二十有云："诸疝者，阴气积于内，复为寒气所加，使荣卫不调，血气虚弱，故风冷入其腹内而成疝也。"

卷二十一有云："脾胃二气俱虚弱，故不能饮食也。"

卷二十二有云："霍乱而心腹痛者，是风邪之气客于藏府之间，冷气与真气相击，或上攻心或下攻腹，故心腹痛也。"

卷二十三有云："中鬼邪之气，卒然心腹绞痛闷绝，此是客邪暴盛，阴阳为之离绝，上下不通，故气暴厥绝如死。"

卷二十四有云："凡注之言，住也。谓邪气居住人身内，故名为注。此由阴阳失守，经络空虚，风寒暑湿劳倦之所为也。"

卷二十五有云："凡蛊毒有数种，皆是变惑之气，人有故造作之。多取虫蛇之类，以器皿盛贮，令其自相啖食。"

卷二十六有云："蟹食水茛，水茛有大毒，故蟹亦有毒。"

卷二十七有云："夫吐血者，皆由大虚损及饮酒劳损所致也……藏伤血下入于胃，胃得血则闷满气逆，气逆故吐血也。"

卷二十八有云："凡人肝气通于目，言肝气有热，热冲于目，故令赤痛。"

卷二十九有云："肝之神为魂而藏血，虚热则魂神不定，故惊也。"

卷三十有云："手少阴心之经也，心气通于舌；足太阴脾之经也，脾气通于口。脏腑热盛，热乘心脾气冲于口与舌，故令口舌生疮也。"

卷三十一有云："嗜眠者，由人有肠胃大，皮肤涩者，则令分肉不开解，其气行则于阴而迟留，其阳气不精神明爽昏塞，故令嗜眠。"

卷三十二有云："痈者……阳气蕴积则生于热，寒热不散，故聚积成痈。"

卷三十三有云："缓疽者……以其结肿积久而肉腐坏迟，故名缓疽。"

卷三十四有云："诸瘘者，谓瘘病初发之由不同，至于瘘成形状亦异，有以一方而治之者，故名诸瘘。"

卷三十五有云："夫内热外虚为风湿所乘则生疮……湿热相抟，故头面身体皆生疮。"

卷三十六有云："百足虫也，虽复有毒而不甚螫人，人误触之者，故时有中其毒。"

卷三十七有云："风邪惊悸者，是为乘于心故也。"

卷三十八有云："漏下者，由劳伤血气冲任之脉虚损故也。"

卷三十九有云："月水不通而无子者，由风寒邪气客于经血。夫血得温则宣流，得寒则凝结，故月水不通，冷热血结抟子脏而成病，致阴阳之气不调和，月水不通而无子也。"

卷四十有云："阴阳清浊相干谓之气乱，气乱在肠胃为霍乱也……故头痛发热也。内乘肠胃，故霍乱吐利也。"

卷四十一有云："怀娠一月，名曰始形……故足厥阴养之。妊娠二月，名曰始膏……故足少阳养之。……妊娠十月，五脏俱备，六腑齐通，纳天地气于丹田，故使关节人神咸备。"

卷四十二有云："妊娠寒热病者……阴阳相乘，二气交争，故寒热。其妊娠而感此病者，热甚则伤胎也。"

卷四十三有云："人处三才之间，禀五行之气，阳施阴化，故令有子。然五行虽复相生，而则柔刑杀，互相害克。至于将产，则有日游、反支禁忌，若犯触之，或横致诸病。故产时坐卧产处，须顺四时五行之气，故谓之产法也。"

卷四十四有云：“夫产伤动血气，虚损未复，而风邪冷热之气客于经络，乍冷乍热，冷则血结，热则血消，故令血或多或少，乍在月前乍在月后，故为不调也。”

卷四十五有云：“是以乳下婴儿病难治者，皆无所承按故也。”

卷四十六有云：“脾与胃合俱象土，其色黄，而候于肌肉，热气蕴积，其色蒸发于外，故发黄也。”

卷四十七有云：“尸注者，是五尸之中一尸注也。人无问小大，腹内皆有尸虫，尸虫为性忌恶，多接引外邪，共为患害。小儿血气衰弱者，精神亦羸，故尸注因而为病。”

卷四十八有云：“解颅者，其状小儿年大，囟应合而不合，头缝开解是也。由肾气不成故也。肾主骨髓，而脑为髓海；肾气不成，则髓脑不足，不能结成，故头颅开解也。”

卷四十九有云：“风热毒气，客于腠理，热毒搏于血气，蒸发于外，其皮上热而赤，如丹之涂，故谓之丹也。”

卷五十有云：“三虫者，长虫、赤虫、蛲虫为三虫也……以其三种偏发动成病，故谓之三虫也。”

上述可见，在《巢氏诸病源候总论》中，“故”、“故也”、“故……也”等几乎全部是用于表达根据、理由、原因的意思。因此可以说，作为中医学第一部病因学专著，从思维科学的角度而言，《巢氏诸病源候总论》是“求故”的中国传统逻辑思维在中医学中具体的、典型的运用，说是一本关于中医原创思维的“求故”专著亦不为过。

6. 理与明理思维

“明理思维”是以“理”为工具，以“明理”、“穷理”、“循其理”为基本方法，用以认识宇宙万物的一种思维方式。“理”字在中医学的运用极为广泛，但普遍运用于宋代之后。以“理”论“医”的肇始，主要是理学兴起对医学的推动。[22] 这一点可以用文献统计的方法得到论证。

《黄帝内经》关于“医理”的文献：“明代薛己诸人，探本命门之一法，其亦深于医理者矣。”（《黄帝内经素问》“提要”）“李杲精究医理”（《灵枢经》“提要”）《黄帝内经》包括《素问》和《灵枢》。《素问》、《灵枢》中用“医理”表述的，仅上述各一条。而且《素问》一条，是用于阐述“明代薛己诸人”。《灵枢》一条，说的“李杲”是金元四大家之一。还要注意的是，这种“医理”表达方式，不见于《黄帝内经》原著，是《四库全书》编撰者在这么阐述。

医学原著中明确用“医理”二字的（不包括《四库全书》编撰者写的“提要”），根据《四库全书》电子检索版，总计如下：《证类本草》1条（北宋），《仁斋直指》1条（宋），《普济方》1条（明），《本草纲目》1条（明），《类经》2条（明），《景岳全书》5条（明），《医宗金鉴》2条（清），《医门法律》2条（清），《伤寒兼证析义》1条（清），《续名医类案》1条（清），《医学源流论》3条（清）。

《四库全书》编撰者在给医书写“提要”的时候，喜欢用“医理”二字，除前述《素问》、《灵枢》外，还见于《褚氏遗书》、《苏沈良法》、《病机气宜保命集》、《儒门事亲》、《先醒斋医学广笔记》、《本草乘雅半偈》、《续名医类案》，他们都在“提要”中用“医理”表述。

医书中明确提出“医理”二字就这么多，但其他古籍的倒不少。根据《四库全书》

电子检索版，检索"医理"的结果是："共95卷，120个匹配"。医学书籍（包括《四库全书》编撰者写的"提要"）占35条，其他文史类书籍倒占将近3/5。这些古籍有：宋·熊克撰《中兴小纪》，明·解缙撰《文毅集》，《钦定续通志》，《世宗宪皇帝上谕内阁》，明·胡世宁撰《胡端敏奏议》，《江南通志》，明·李日华撰《六研斋笔记》，姚之骃撰《元明事类钞》，宋·李昉等撰《太平御览》，宋·王钦若等撰《册府元龟》，明·陈耀文撰《天中记》，《御定渊鉴类函》，《御定子史精华》，宋·释义堂撰《续湘山野录》，《太平广记》，宋·蔡襄撰《端明集》，宋·欧阳修撰《文忠集》，宋·郑侠撰《西塘集》，宋·晁补之撰《鸡肋集》，宋·陈傅良撰《止斋集》，宋·林景熙撰《霁山文集》，元·吴澄撰《吴文正集》，元·李祁撰《云阳集》，明·杨士奇撰《东里续集》，明·金幼孜撰《金文靖集》，明·祝允明撰《怀星堂集》，明·归有光撰《震川集》，《圣祖仁皇帝御制文》，《御制文》，《御制诗》，大学士张玉书撰《张文贞集》，大学士李光地撰《榕村集》。

从这些文献出处可以看出，"医理"二字在宋代之前，几乎没有进入文献。即使在宋元明清时期，也是先多见于文史哲文献，而后见于医学文献。在医学书籍中，宋明已经有，但清代用的最多。如清代明确用"医理"二字作为书名，《四库全书》没有收录进去的就有三本：清·郑寿全著《医理真传》，清·朱青恬辑《医理元枢》，清·黄元吉撰《医理发明》。今人也有两本书，郝宏伟的《医理玄机》，李可的《医理衡正》。

单纯根据"医理"二字，还有究其皮象之嫌。真正在学理上以理论医的具体文献也比较多："以儒理通医理，故其指远，以《易》理通《伤寒金匮》之理，故其辞文。"[23]清代张桐在《神农本草经》序云"儒者不必以医名，而知医之理，则莫过于儒者。"[24]"若溯其极，实与儒理一致，故称儒医。儒者治国，医者治身。治国为大，治身为小，而实有相须之道焉。若无格致诚正之学，则性理不明，而国不可治。无疗疾药石之方，则寿命不固，而身不能保。治国虽大，而保身犹先，无身则谁为治。"[25]"医者不谙理，则处方论药不尽其性，只知逐物，所治不知，和合之后，其性又如何？"（《二程遗书》卷十五）"如处药治病，亦只是一个理，此药治个如何，气有此病，服之即应，若理不契，则药不应。"（《二程遗书》卷二）"人不穷理，不可以学医；医不穷理，不可以用药。理明斯知阴阳、识经络、洞脏腑、悟寒热虚实之不同、攻补滑涩之各异，自然守经达权。"[26]"医之理，元妙也。必研穷经典，博考方书，探赜索隐，会而通之，始能得其要耳。夫以病之原也，脉之真也，证之确也，治之神也，皆存乎脏腑经络，气血阴阳，与夫补泻升降，自一定而不可易。所谓得其要者，一言而终，不得其要，流散无穷者也。非数十年读书明理，焉能得其要也耶？"[27]"虽命医书，实该物理。"（《进本草纲目疏》）等。

在中医学家中，明·张景岳明确提出"明理"在中医原创思维中的首要性，也是运用明理逻辑思维之典型者。如《景岳全书·传忠录》"明理一"、"阴阳篇二"，将"明理"作为第一位，放在"阴阳篇"的前面。"明理一"开篇即云："万事不能外乎理，而医之于理为尤切。散之则理为万象，会之则理归一心。夫医者，一心也；病者，万象也。举万病之多，则医道诚难，然而万病之病，不过各得一病耳。"其他篇关于"医理"的论述更是举不胜举，如"医者，理也，理透心明，斯至矣。夫扁鹊之目洞垣者，亦窥窍于理耳。故欲希扁鹊之神，必须明理，欲明于理，必须求经，经理明而后博采名家，广资意见，其有不通神入圣者，未之有也。"（《类经图翼》"原序"）又如，"使能明医理之纲目，则治平之道，如斯而已。能明医理之得失，则兴亡之机，如斯而已。能明医理之缓急，则战守之法，如斯而已。能明医理之趋舍，则出处之义，如斯而已。洞理气于胸中，则变化可以指计；运阴阳于掌上，则隔垣可以目窥；修身心于至诚，实儒家之自治；洗业障于持戒，诚释道之自医。身心人已，理通于一，明于此者必明于彼，善乎彼者，必善于斯。故曰：必有真人，而后有真知，必有真知，而后有真医。医之为道，岂易言哉？"（《景岳全书》卷三"传忠录下"）"不知一不足以知万，不知万不足以言医理，气阴阳之学实医道开卷第一义，学者首当究心焉。"（《类经图翼》卷一"运气上"）"为人不可不知医，以命为重也。而命之所系，惟阴与阳。不识阴阳，焉知医理。"（《类经图翼》卷三"求正录"）"设能明彻阴阳，则医理虽玄，思过半矣。"（《景岳全书》卷一"传忠录上"）等。

　　中国传统逻辑学在不同历史阶段对中医原创思维有不同的渗透和影响。研究中医原创思维的时候，有必要做到历史的、逻辑的统一，否则得不出正确的结论。现在中医学界对哲学家和逻辑学家们十分看重的察类、求故、明理的逻辑思维方法重视得不够。从以上可以看出，"类"、"故"、"理"的范畴在先秦时期就已经提出来了，以后发展成为比较成熟的有中国特色的科学方法论，是中国古代科学方法的典型范式，对各门科学包括中医学的发展都产生过重要的积极影响。宋代以后，理学兴起对推动道家医学向儒家医学，或者说向"三教合一"的医学转型起了重要作用，这个时期的著名医家有许多强调"明理"、"明医理"、"循其理"之重要性的论述，显然他们的认识已经不是仅仅局限于取象运数思维了，而是增加了一些理性主义的因素。诚如李约瑟在研究中国科学技术史时指出，中国古代科技取得了那么高的成就，它必有自己非常高明的科学方法。在他看来，"当希腊人和印度人很早就仔细地考虑形式逻辑的时候，中国人则一直倾向于发展辩证逻辑。"[28]正是这种辩证逻辑的思维方法使中国人变得更聪明，在一个相当长的历史时期内，做出了遥遥领先于西方人和其他民族的伟大科技贡献。这种以阴阳消长、对立统一为核心的辩证逻辑思维方法，对中医学的发展中也起了积极作用。它是中医"辨证论治"这一活泼灵魂的"母体"。因此，不能不说"察类"、"求故"、"明理"是中医原创思维模式必不可少的范畴，是一个重要内容，或者说本来就是其题中应有之义。中国学者冯契先生也有这方面的系统论述，包括对《黄帝内经》的辨证思维方法的研究，兹不赘述。[29]

7. 意会、心悟、神会思维

　　"意会、心悟、神会思维"是以"意"、"心"、"神"为工具，以"意会""心悟"、"神会"为基本方法，用以认识宇宙万物的一种思维方式。"意会"在中国古典文献中与"心悟"、"神会"意义相近，故一并论述。"可以意会，难以言传"（《汉上易传卷三·上经》）"得于耳提面命之际，悟于心领意会之表。"（《周易衍义·原序》）"但可意会，非训解所能尽。"（《四书辨疑卷七·论语》）"凡象学，可以心悟，而不可以言传。"（《易学滥觞》）"乐义，可以心悟；铿锵鼓舞，不可以言传。"（《五礼通考卷九十·吉礼九十》）"盖下学可以言传，上达必由心悟，庄周所论斲轮之意盖如此。"（《孟子纂笺卷十四·尽心章句下》）"呜呼！黄钟之蕴，朱子且未能尽窥，何怪算数家纷争执碍、揣摩拟议而成万世不决之疑也，非大圣人孰能心悟神会而与于此哉？"（《五礼通考卷七十二·吉礼七十二》）可见，"意会"、"心悟"、"神会"在中国古代，都是指一种难以"言传"的思维方式，是一种神秘主义思维。这里所说的神秘主义，是指冯友兰先生所说的："神秘主义一名，有种种不同的意义。本文所说神秘主义，乃专一种哲学，承认有所谓'万物一体'之境界者。在此境界中，个人与'全'（宇宙之全），合而为一。所谓主观客观，人我内外之分，俱已不存。学哲学者普通谓此神秘主义必与惟心论的宇宙论相关连。宇宙必是惟心论的，其全体与个人之心灵，有内部的关系。个人之精神，与宇宙之大精神，本为一体。特以有一种后起的隔阂，以致人与宇宙全体，似乎分离。若去此隔阂，则个人与宇宙，即复合而为一，而所谓神秘的境界，即以得到。学哲学者之普通的意见虽如此，但神秘主义实不必与惟心论的宇宙论相连。如中国之道家哲学，其宇宙论并非一惟心论的，然其中亦有神秘主义也。"[30]

如果按照这种"神秘主义"的界定，中医原创思维中的神秘主义比比皆是。如《后汉书·郭玉传》云："医之为言，意也。腠理至微，随气用巧，针石之间，毫芒即乖。神存于心手之际，可得解而不可得言也。"（《后汉书》卷一百十二下"郭玉传"）此"医者，意也"，"神存于心手之际"可谓"主观客观，人我内外之分，俱已不存"之神秘主义的典型写照。中医这种神秘主义思维涉及医理之心悟、诊断之意会、针灸之玄妙、方药之神机等诸多范畴。[31]如《黄帝内经》云："神乎神，耳不闻，目明心开而志先，慧然独悟。口弗能言。俱视独见，视若昏，昭然独明，若风吹云，故曰神。"（《黄帝内经素问》卷八"八正神明论"）在《黄帝内经》看来，"医理"的明达不依赖于口言耳闻，强调的是"独悟"、"独见"、"独明"而"故曰神"。这种"心悟法"在后世中医学中得到广泛运用，如清代名医程钟龄的著作名之为《医学心悟》，陈修园的著作名之为《医学心传》，此外，还有很多中医典籍以"心法"、"心源"、"心得"等命名。这显然以"承认有所谓'万物一体'之境界者"，"个人之精神，与宇宙之大精神，本为一体"为前提。又如中医诊断之脉法，医谚"只可意会，不可言传"、"心中易了，指下难明"，已经颇具禅、道之意蕴。而清代周学霆则干脆给自己的脉学专著命名为《三指禅》，可见"心悟"、"意会"之神秘主义在中医原创思维中的广泛性。再如针灸之玄妙，《扁鹊神应针灸玉龙经》云："轻滑慢而未来，沉涩紧而已至。既至也，量寒热而留疾；未至者，据虚实而候气。气之至也，如鱼吞钩饵之浮沉；气未至也，如闲处幽堂之深邃。"此"神应"之"针经"通篇都是这类文字，而"鱼吞钩饵"、"闲处幽堂"之境界，正需要"去此隔阂，则个人与宇宙，即复合而为一，而所谓神秘的境界，即以得到。"以下医案颇能说明中医原创思维中的神秘主义，明·许浩《复斋日记》中记载："滑寿，字伯仁，号撄宁，工古文词，善医……其治人疾，不拘物虞方书，而以意处剂，投无不立效。秋日，姑苏诸仕人邀游虎丘山，一富家有产难，挽回。诸仕人不可。先生登阶，见新落梧桐叶，拾与之曰：'归急以水煎饮之。'未登席，报儿产矣。皆问此出何方？撄宁曰：'医者意也，何方之有？夫妊已十月而未产者，气不足也。桐叶得秋气而坠，用以助之，其气足，宁不产乎？'"[32]在这个医案中，首先"承认有所谓'万物一体'之境界者"，这种境界在中医临床表现为"医者意也，何方之有"。"诸仕人不可"是因为"特以有一种后起的隔阂，以致人与宇宙全体，似乎分离。"滑寿"去此隔阂"，将"个人与宇宙"，"复合而为一"，从而"所谓神秘的境界，即以得到"，表现在处方用药上，"桐叶得秋气而坠，用以助之，其气足，宁不产乎？"正"所谓主观客观，人我内外之分，俱已不存。学哲学者普通谓此神秘主义必与惟心论的宇宙论相关连。宇宙必是惟心论的，其全体与个人之心灵，有内部的关系。个人之精神，与宇宙之大精神，本为一体。"两者可谓医哲之相互印证。

中医原创思维中的"神秘主义"，看似"不理性"、"无逻辑"，甚至看似"无知"、"无法"之境界，但其实质，绝非如此。孙思邈云："医方卜筮，艺能之难精者也。既非神授，何以得其幽微？世有愚者，读方三年，便谓天下无病可治；及治病三年，乃知天下无方可用。故学者必须博及医源，精勤不倦。不得道听途说，而言医道已了。深自误哉！"（《备急千金要方》卷一"论大医习业第一"）《伤寒论》"辨证论治"的"神机"也是因证立法，以法处方；方随法变，法随证变。强调先学会遵守规矩，再学会突破规矩。明·王肯堂已经明确提出"明理"与"意会"两种思维的递进关系，云："为医者，当循其理治之。然医者，意也。不知意者，非良医也。"（《证治准绳》卷一百十八·外科"损伤门"》）王氏在这里首先指出"为医者，当循其理"，强调了"理"的重要性，但是，他更进一步转折、递进地强调："然医者，意也。不知意者，非良医也。"就是说，"为医者""明理"是必须的，但仅仅"明理"还不够，要成为"良医"，还要掌握"意"会的思维方法。这就突出体现了"意"会是高于明"理"的。可见，中医这种神秘主义不是一种低级思维，而是建立在感性、理性思维基础上的，高于感性、理性思维的一种"神秘主义"思维。正如萧伯纳名言："理性的人改变自己去适应这个世界，不理性的人改变世界来适应自己。而所有的进步都要归功于不理性的人。"中医这种"神秘主义"思维正是这种"不理性"但高于"理性"的原创思维。如果说象数思维大略相当于感性思维，察类求故明理大略相当于理性思维的话，那么，中医这种"神秘主义"思维可以命名为"灵性思维"、"悟性思维"。这种思维在哲学上，承认有"万物一体"的境界，个人与宇宙，能通过后天的修养修炼达到"复合而为一"；表现在中医原创思维上，则是"心悟"、"意会"这样的神秘主义认识论。它与乔布斯认为的"最重要的是要有勇气追随自己的内心和直觉"[33]，有一定共通之处。

8. 中医原创思维的三种"主义"

中医原创思维，其思维工具分别是"象"、"数"、"类"、"故"、"理"、"意"、"心"、"神"，其思维方式，根据工具的不同，而分别表现为"取象"、"运数"、"察类"、"求故"、"明理"、"意会"、"心悟"、"神会"八种思维方式。这八种思维方式，如前所述，可以概括为经验、理性、神秘三个主义，即取象运数的经验主义、察类求故明理的理性主义、意会心悟神会的神秘主义，体现了思维从低级到高级的过程。

这八种思维方式，具备三条规律：取象运数是思维的第一阶段，察类求故明理是思维的第二阶段，意会心悟神会是思维的第三阶段，思维是从低级发展到高级的。"取象"主要是一种空间思维，"运数"主要是一种时间、时序思维，两者共同构建了中医的时空思维；"察类"思维主要从"取象"思维发展而来，如"取象比类"；"求故"思维从主要"比类"思维发展而来，如"别类"是"求故"的前提和基础；"明理"思维渊源于"运数"，如"数理"，发展于"察类"、"求故"，如（以）"类"推（"理"）、"求故"才能"明理"。意会心悟神会的神秘主义思维主要从"明理"发展而来，如禅宗所谓的"如理作意"，理学所谓的"心即是理"，皆有从"理"达到"人我内外之分，俱已不存"而"万物一体"、"合一"的神秘主义境界。

中医原创思维的三种"主义"不是泾渭分明的，它们彼此之间的关系不是割裂的，而是互相渗透的。如取象运数思维主要是一种经验主义，但不完全是经验主义，"取象比类"、"以象悟类"中就包涵有类比推理的逻辑思维，以"天人相应"为前提的"天人比类"又包涵着某些神秘主义。运数思维中的符号运演和推算已经进入逻辑思维的领域，发展到"数本论"，又体现了神秘主义的世界观。神秘主义的意会、心悟、神会往往容易与难以界定的取象运数的经验主义混杂。即使是理性主义较强的察类、求故、明理，由于"类"、"故"、"理"的逻辑学意义在中医学家那里，并非是一致的认知，使得在中医学范畴的运用，或者带有经验主义，或者带有神秘主义，也不是完全的理性主义。这些都是中医原创思维的三种"主义"互相渗透的地方。中医原创思维的三种"主义"又是互相制约、互相补充的，如没有经验主义的取象运数的大量经验积累，难以发展到察类、求故、明理的理性主义。察类、求故、明理的理性主义一方面突破了经验主义，对中医理论的发展有积极意义，同时又制约了神秘主义滑向"唯心主义"的"臆想"。意会、心悟、神会的神秘主义虽然有滑向"唯心主义"的"臆想"之弊端，但由于得到经验主义、理性主义的双重制约，使得中医学辨证论治的活泼灵魂总是存在，又不至于脱离而总扎根于实践、扎根于理性的"躯体"。正是由于中医原创思维这三种"主义"的互相渗透、互相补充、互相制约的"克中有生"、"生中有克"关系，使得中医原创思维是一种富含中国智慧的，经得起时间、实践检验的动态系统整体辨证思维。这一点，与康德（Kant, I.）为调和经验论和唯理论的矛盾，既承认认识来源于感觉，又认为单从经验中得来的东西不具有普遍性和必然性，提出一切科学知识都包括感性和知性，科学之目的是追求具有普遍性和必然性的新知识，而归纳的"经验—理性"科学主义范式[34]，有共通之处。所不同的是，中医原创思维在"经验—理性"的层次上，又加上一个神秘主义的"灵性"。

当然，中医这种原创的动态系统整体辨证思维也有其比较明显的局限性，局限性主要在于其素朴性，它是生动直观的、未经近现代科学分析方法洗礼和严格论证的。如包括李时珍、张景岳、张志聪等在内的不少中医药学家都有关于药性的"各从其类也"之说，清·张志聪总结出"皮以治皮，节以治骨，核以治丸，子能明目，藤蔓者治筋脉，肉者补血肉，各从其类也"（《侣山堂类辨·药性形名论》）这样的中药药性理论，但梨皮、地骨皮、桂皮等并无治疗皮肤病之用，苏子、莱菔子、白芥子等也无明目的功效。中医原创思维还有笼统的、模糊的、随意的、难以明确界定的缺点，在认知手段极为有限的时代，难免用某些幻想的联系去代替事物真实的联系。如同样是对天地之象中太阳的"取象"认识，就出现了张介宾重阳理论的"大宝论"与朱丹溪重阴理论的"阳有余阴不足论"之两种截然不同的观点。这些原创思维的局限在中国传统朴素唯物主义的"重效验"的思想指导下，得到了一定程度的克服，如各类《本草》并未记载地骨皮等很多"皮"有"治皮"的功用，张介宾、朱丹溪在临床实践中也并非一味"温阳"或"滋阴"，但是，中医这种"重效验"的宝贵的指导思想对中医原创思维的随意性、模糊性克服得并不彻底，更不足以构建成一个"克服思维缺陷"的体系。因此，总体而言，中国古代传统科学方法还处在朴素辨证法的阶段，中医原创思维固然有它原创的不容忽视的珍贵之处，但也不能超越这一时代的局限性。

（程雅君）

参 考 文 献

[1] 王琦．中医原创思维模式的提出与论证．中医杂志，2012，53（6）：458-460.

[2] 王树人，喻柏林．论"象"与"象思维"．中国社会科学，1998（4）：38-48.

[3] 刘长林．周易与中国象科学．周易研究，2003（1）：34-42.

[4] 邢玉瑞．黄帝内经释难．上海：上海中医药大学出版社，2006：55.

[5] 张其成．中医哲学基础．北京：中国中医药出版社，2004：289.

[6] 王永炎，张启明．象思维与中医辨证的相关性．自然科学，2011，33（3）：133-136.

[7] 王琦．取象运数的象数观．中华中医药杂志，2012，27（2）：410-411.

[8] 贺娟．"象思维"的功与过．中国中医药报，2012，6，2.

[9] 汪裕雄．意象与中国文化．中国社会科学，1993（5）：52-63.

[10] 列宁全集（第38卷）．北京：人民出版社，1960：167-168.

[11] 程雅君．中医整体观的三重内涵．哲学研究，2009（8）：59-64.

[12] 《心理学百科全书》编辑委员会．心理学百科全书（上、中、下）．杭州：浙江教育出版社，1995：11.

[13] 周云之．后期墨家已经提出了相当于三段论的推理形式——论"故"、"理"、"类"与"三物论式"．哲学研究，1989（4）：65-71.

[14] 沈有鼎．沈有鼎文集．北京：人民出版社，1992：336.

[15] 《求索》编辑部．中国哲学范畴集．北京：人民出版社，1985：18.

[16] 冯契．中国古代哲学的逻辑发展．上海：上海人民出版社，2009：1094-1096.

[17] 李志林．气论与传统思维方式．上海：学林出版社，1990：36.

[18] 王洪图主编．内经．北京：人民卫生出版社，2000：460.

[19] 张灿玾主编．黄帝内经文献研究．上海：上海中医药大学出版社，2005：208.

[20] 明·张介宾．类经．北京：中国中医药出版社，1997：310.

[21] 杨武金，贺海峰．墨家"三物逻辑"及其在《伤寒论》中的应用．职大学报，2010（1）：71-74.

[22] 程雅君．援理入医，医理圆融——以朱熹等中医哲学思想为例．四川大学学报，2010（4）：51-56.

[23] 清·唐笠山纂辑，丁光迪点校．吴医汇讲（11卷）．上海：上海科学技术出版社，1983：98.

[24] 何清湖主编．中华传世医典（第3、4册）．长春：吉林人民出版社，1999：4.

[25] 清·章楠．医门棒喝 初集 医论．北京：中医古籍出版社，1999：186.

[26] 清·陈士铎著．本草新编．北京：中国中医药出版社，1996：6.

[27] 熊继柏等卷主编．湖湘名医典籍精华之"医会元要"，长沙：湖南科学技术出版社，2000：925.

[28] 李约瑟．中国科学技术史（第3卷）．北京：科学出版社，1978：337.

[29] 冯契．中国哲学范畴集．北京：人民出版社，1985：127.

[30] 冯友兰．三松堂全集．北京：北京大学出版社，1984：49.

[31] 程雅君．先秦儒家哲学对中医学思维方式的影响——中庸调和、直觉体悟．哲学动态，2009（4）：48-52.

[32] 四库全书存目（第239册）．济南：齐鲁书社，1995：730-736.

[33] 金错刀．史蒂夫·乔布斯管理日志．北京：中信出版社，2010：18.

[34] 李炳全．文化心理学．上海：上海教育出版社，2007：21.

第二章 中医原创思维模式析理与"形神"解析

中医原创思维模式是中华民族医学的智慧结晶，是在长期的临床实践过程中形成了相对稳定的解释性系统，即"取象运数，形神一体，气一元论"的思维模式。

（一）中医原创思维模式的内涵

1. 取象运数

首先，"取象运数"是一个思维过程，且贯穿于临床实践之中。

在临床实践过程中，"取象运数"没有严格的时间先后次第的顺序之分，不能仅仅理解为线性关系的判断，更多意义上是一个非线性思维的过程。"取象运数"内涵着"取象比类"和"心中有数"的象数思维，从而指导着临床实践。取象运数的思维过程也称为象数思维，它是以象数相结合的形式，运用归纳和演绎等方法，通过类比、象征等手段把握物事之间联系的过程，而成为中医原创思维模式的基本要素之一。

中医思维主体运用"象数"作为认识的手段和工具贯穿于诊疗的全过程，表征着"取象运数"只是认识的逻辑起点，却不是实践的开头；它讲究运用望、闻、问、切的"四诊"信息反映对象本质的规律，由现象深入到本质的认知过程。中医学强调以"象数"为工具，采用"司外揣内"、"视其外应，以知其内藏"（《灵枢·本藏》），"以我知彼，以表知里"（《素问·阴阳应象大论》）的方法，通过外在之"象数"测知人体内在脏腑气机的运动状态，这一思想渗透到中医学的生理、病理、诊断、防治等各个方面，并贯穿着临床实践的自始至终的过程。

其次，象本身是一种意义符号，蕴含着人的知性与悟性反映物事的信息流。

从认识论的角度看，象是人基于知性与悟性（如感性认识、理性认识、经验直觉等）之上对物事的反映形式，是一个包含着呈现于外和显于内的信息体；象表征着人的心理活动与物象的"符合"，体现了中国传统思想的整体互动式思维方式，不是主客二分的形式。中医的"取象运数"是一种临床实践活动，内涵着人心对患者的"感通"过程，此处的"象"不是客观的存在物，而是已蕴含着人的认识活动，成为认识的媒介和中介。

而且，象本身没有层次之分，只有落实到具体的象思维时，才存有"形象""具象""意象""应象"等区别。譬如，"阴阳"作为符号信息，是象思维的重要概念之一，是人脑对事物的特征赋予，展现出的是"阴阳之道"，绝没有主观的"阴阳"和客观的"阴阳"之分，以及形而上的"阴阳"和形而下的"阴阳"之别。实质上，"阴阳"概念是中医的核心概念和总枢纽，是人体存在的总原则。纵观中医史，历代医家无不以阴阳之理（营卫是阴阳的表现形式、精气神由阴阳运化而出）作为理论工具和实际辨证治病的依据。就是在中国传统文化中，阴阳无不表征着人们关注宇宙万物的生成演化，对物事时空的基本方式的运思，以及对事物之间或事物本身的相互关系、相互作用的宏观描述，而有着"天人一理者，一此阴阳也"之义蕴。

最后，数具有生命律动的意涵，体现了定性定量的运数思维。

从哲学意蕴上看，象数义理是联系在一起的，其中象数是义理的逻辑前提，义理是象数的逻辑推论。象与数相辅相成，象蕴含着数，数达意着象，而蕴含着宇宙之象的数的生命律动意涵。中医学也把象与数相统一来认知人体的奥秘，无论是脏腑经络、阴阳、运气等还是脉象至数，都离不开"数"，提出了三阴三阳、五脏六腑、五运六气、十二经络等术数医学概念，从而进行着数的理论构建，成为认识人体的象数工具和手段。

《黄帝内经》拥有"数与形"的生命律动之"大数"、"常数"等思想，形成了中医学的运数思维模式典范。运数思维就是建构在数的生命律动基础之上，体现了定性定量的原则，对中医临床病因病机的认识、病症的诊断、治则方药等有着重要的指导作用。故而说，运数思维也是一个思维的过程，贯穿于诊疗的过程中。

2. 形神一体

"形神一体"是指形与神不可分离的相互关系，而不是指具体的实体。在中国古代哲学中，"形"是"神"的物质基础，"神"是"形"的精神显现，形神关系是一体不二，不可分离。荀子提出"形具而神生"（《荀子·天论》）的观点，强调神对形的依赖关系；范缜就指出"神即形也，形即神也"，形与神"名殊而体一"（《神灭论》），是形神一体观的佐证。中医学更是把形神一体的思想描述的淋漓尽致，如"生之来谓之精，两精相搏谓之神"（《灵枢·本神》），指出形体的生成在前，精神的存在在后；又如"形体不敝，精神不散"（《素问·上古天真论》），同样指出形体衰亡了，精神才能毁灭等。此处的"一体"是指差异的合一、和合。故而，形神一体蕴含着形神合一、心神合一。

近年来学界对"身体哲学"的研究便揭示了这种"形神相俱"的观点。有研究者指出，中国古代哲学是一种以身体为其根本的哲学，不是"意识"而是"身体"始终被置于中国哲人的关注中心，"身体"体现了我与非我、灵魂与肉体、内在世界与外在世界的"混然中处"的原始统一[1]。"身体哲学"的提出同样揭示了形神不可分离是个体生命存在的基本形式，表征着形是神赖以产生的形质基础，神是形体感知外界和自身的"感受器"。从理论层面上说，"形和神不可分割，没有无形态结构的功能表现，也没有无功能表现的形态结构"[2]。《黄帝内经》是讲究"得神者昌，失神者亡"（《素问·移精变气论》）的"神"与"血气已调，形气乃持"（《灵枢·痈疽》）的"形"相统一的生命力存在，只有形神相俱于人体之中，才能成为真正有意识的人，即形体与精神有机统一的生命意义的人。譬如，中医学把人的精神、魂魄、意志等精神性活动与人体的心、肺、肝、脾、肾五脏直接相联系，认为五脏是产生精神的器官，也是精神储存的藏舍，精神的变化也会直接影响着脏腑机理。这表明了中医学一方面强调形体决定精神、精神依赖于形体；另一方面认为精神反作用形体、形体的健康状况取决于精神的形神相俱的生命信息。

3. 气一元论

气在哲学视域中表征着宇宙万物的本体论、生成论和存在论的基质，属于整体性思维方式。所谓"气的一元观主要包括气是构成天地万物的本原、气是宇宙万物运动的根本属性、气是宇宙万物之间联系的中介三个方面。一元观体现了中医学整体动态、万物一体、联系中介、融汇通达的特点，体现了物由气化、象由气生、主客交融、物我一体的思想"[3]。

其一，气在本体论上是一元性的。气是宇宙万物的本源、本始，宇宙万物皆有气的特质。老子提出的"万物负阴而抱阳，冲气以为和"和庄子提出的"通天下一气耳"（《庄子·知北游》）蕴含着气本论的观点，揭示了宇宙万物都来源于气。管子则提出了"气者，身之充也"（《管子·内业》），明确指出人体也是由气构成。中医学汲取了道家精气学说，则提出了"本乎天者，天之气也。本乎地者，地之气也。天地合气，六节分而万物化生矣"（《素问·至真要大论》），以及"人有精、气、血、津液、脉""为一气耳"（《灵枢·决气》）的观点，从而构建了"气一元论"的思维模式。如上这些都说明了气是构成宇宙万物和人体不可缺少的生命基质和本源。

其二，气在存在论上是一元性的。气作为世界万物本源时，气的生成物——宇宙万物及其之间的关系乃至存在方式（如运动等），与本源性的气的关系也不是多元的。很显然，宇宙万物只是气的表现形式，呈现出万物多样性的存在，但气本身是一元的。如同老子的道不仅是万物生成的本源，而且是万物存在的基质，是为万物由道创生，并复归于道的存在一元论；中医所提出的宗气、卫气、营气等有关"气"的概念在人体中都是气的具体表现形式。《黄帝内经》记载的"四时者，春秋冬夏，其气各异，营卫相随，阴阳已和"（《灵枢·海论》），包含着无论是营卫二气还是阴阳二气，都是气本论的变化之机和显现。中医学正是基于内蕴着人体之气的相互贯通而保持动态平衡的特征，不仅揭示了气的运动联系性的气一元论特点，而且成为健康与否的参照系。

因此说，就像"道"在本体论、生成论和存在论上是一元性的，气的哲学意义也是一元性的。由此可以断定，"所谓气一元论，是指以气作为宇宙万物之本原的一种古代哲学思想，在这种思想体系中，气是哲学、医学乃至整个民族传统文化最基本、最独特、最高的范畴，是中医理论与中国古代哲学的本质结合点。"

（二）中医原创思维模式中的人体复杂性特征

中医基于生命关系的见解之上形成了一种整体性、关系性、联系性等生命科学知识。在中医看来，人体是复杂性存在，内涵着自组织性、非线性、整体性、动态性、模糊性等特征。

其一，人体是自组织系统的存在。

人不是自存的，无一刻不与外界发生关系、相互作用，而变动不居。但是，人却是自主的，能够自主地调节着自我去适宜环境，因而拥有着自我调节的能力——气、形、神的和谐协调，这种调节能力是神妙的，却是有限度的；因此，人要时刻把握住这个度。

中医藏象学是中医理论体系的核心，以脏腑生理功能、病理变化及相互关系，阐明人体生命活动和疾病变化规律理论。它是对人体外部的征象来推知内脏活动规律，通过辨证论治，进而有效地指导疾病预防和治疗。对于中医而言，人体内的脏腑之间存在着非线性相互协同作用关系，有着自组织能力，而维持着高度有序的稳定态；一旦打破这种稳定态，便会发生疾病。

　　在中医看来，人的存在是以人体变化为源泉的，绝不是简单的器官组合，而是在气主导下的形神一体的复杂系统存在，表现为气、形、神相互作用的复杂性变化形式。在此变化过程中，人的自组织生命系统是不等于身体各部分之和的，表征着人体肢解成部分的任何简单组合和拼凑，都不能构成一个完全意义上的人，即真正社会学意义的人。这如同黑格尔所言的，胳膊的存在意义是以人的整体性为前提的，而每个组成部分都不能替代整体；同样地，人体的每个部分的特性都不能说明人体的整体意义，只有人体中各部分的相互作用关系才能解释人体的存在，尽管说是不够完全的，但却是相对合理的。因此说，人体是复杂性系统的存在，是一个自适应能力的动态系统，包含主体性、自我调适性、反馈性、混沌模糊性等自组织特征。

　　其二，人体具有非线性相互作用机制。

　　在中医那里，人体变化表现为"出入废则神机化灭，升降息则气立孤危。故非出入，则无以生长壮老已；非升降，则无以生长化收藏。是以升降出入，无器不有"（《素问·六微旨大论篇》）。气的升降出入不是表现为线性的稳固不变的存在，而是一种非线性的动变特性。从脏腑、津液、血气等多因素、多变量的相互作用以及正负反馈的调节机制等来看，人体系统的运动状态是一种非线性机制，从而构成了在时间和空间上的功能、信息的有序统一和相对稳定。如《素问·调经论》云："血有余则怒，不足则恐。……血并于阴，气并于阳，故为惊狂；……血并于上，气并于下，心烦惋善怒。血并于下，气并于上，乱而喜忘。"指人体脏腑气血功能活动是一种具有非线性相互作用机制。

　　中医藏象学考察的脏腑就是一种非线性系统的征象过程。它不仅要考虑各个脏腑（要素）对人体（整体）的作用（贡献），而且还要考察脏腑（要素）之间相互作用的情况。根据脏腑（要素）之间的相互作用的机理——五行相生相克的关系，可以给予一定的"计算"——推理，便能够确定人体的状况。或言，依据某一个脏腑（要素）的病变，可推知其他脏腑（要素）可能（或已经）受到"牵连"的程度（如根据五行的生克乘侮关系探赜内因之理），这也可以理解为非线性条件下的可还原性——中医思维模式可分析性的一面。

　　而且，每一个脏腑都是非线性机制的子系统（包括经络的相对独立性），通过何种作用方式来构成整体的非线性系统，是一个极为复杂的问题。中医从理论预设的角度提出了五行相生相克的思维模型——当然，这种预设不是凭空而有的，而是来源于经验基础上的慧思，是一种集理性与悟性于一体来认识人体的产物。它是利用非线性调适原理来理解脏腑与人体的关系。非线性调适原理包括自我调适（即自力调适）和外物影响自身的调适（如药物治疗、精神疗法、针灸物理疗法等，被称为外力调适），最终还原为自我复杂性的调适机制，此是理解中医中脏腑与人体关系的秘密。若从严格意义的非线性系统角度看，中医以藏象为内涵的辩证关系，即便能够揭示出脏腑系统及其相互关系的信息，也很难完全解读一个有生命意义的人；不过，这种解释方式不也是很合理吗！？

　　其三，人体是有机整体论。

　　在中医看来，整体不可还原为部分（要素），但部分（要素）相互作用能够呈现出整体的特征，即所谓的把握住部分（要素）的相互作用关系，可以推知整体的样态，这在理论上是可行的。若从静态的实体结构的角度看，整体可以还原为部分（要素）；但从有机生成过程看，整体不能还原为部分（要素），部分（要素）只能在整体中得以解释，方可有意义；同时，整体也只能以其自身及内部诸要素相互作用来进行说明和理解。可以说，以"关系作用"解释中医是区别于西医的根本标志之一。中医通过"关系"来揭示人体的整体存在、生成过程和平衡之理，蕴含着人体非线性的自组织结构和临界性之特征，表征着人体存在是系统相对稳定且生生不已。

阴阳五行模型结构就是一个关系中的整体结构。其中，阴阳关系有互根、互动、互制、交感、消长、转化、胜复等关系，五行也有生克乘侮、胜复制化等关系。阴阳五行模型正是基于部分（要素）对整体的非加和性关系。当部分（要素）间存在相干性、协调性时，会有新质的凸现，这个新质不是单个要素所具有的，而是系统整体所有。五行－五脏系统从整体出发，立足于整体来分析部分（要素）之间，如脏与脏、腑与腑的关系；通过对部分（要素）的分析达到对整体的理解，因而五脏是不可分割的整体，五脏间的联系才能较好的凸现出生命功能的新质。除此，五脏还与时间、空间等体外信息相互对应，构成一个内外沟通的有机整体[4]。

其四，人体生命活动是一个动态性过程。

依据事物变化规律之象来明示人的生命变化。人的一生依据生理变化划分成不同年龄阶段，每个年龄阶段的精气神各不相同，同时也说明了各个阶段发育的体质特点。《灵枢·逆顺肥瘦》指出："婴儿者，其肉脆血少气弱"，概括了小儿脏腑娇嫩、形气未充、筋骨未坚的生理特点。而青壮年则不同，如《灵枢·营卫生会》说："壮者之气血盛，其肌肉滑、气道通、营卫之行不失其常"。老年人又不一样，《灵枢·营卫生会》亦云："老者之气血衰，其肌肉枯，气道涩"。

而且，人的生命存在是在生活中表现出来的，为一种与自然、社会相关联的整体性的存在。相对于物的存在，首先是一个活生生个体的存在，而置其于整体状态中考察。在人体整体观的指导下，中医主张事物间存在着协调统一的非线性和谐关系。那是因为世界的各种物事及其现象间存在着各种各样的联系，因而人体的活动也具有这种"实在的关系"；同时，人具有"可察知的关系"的能力，通过揭示人体与世界存在的规律，来反映人体本身的及其与世界关系的统一与协调。中医基于对人体生命现象的观察和析理基础之上，揭示人体与外界环境的交互关系、人体内部的关系以及人体内的脏腑之间的关系为"真实关系"来模拟存在性，借助阴阳、五行、气、象、数、正邪、虚实等符号和语言，来反映人体生命的运行和诊病理论。

中医的诊断无不以人体生命活动的动态性过程为辩证依据，来达到诊疗的结果。"故无不出入，无不升降，化有小大，期有近远，四者之有而贵常守，反常则灾害至矣。"（《素问·五常证大论》）药物旨在于调节身体中的气之升降出入，由非平衡状态达到平衡的有序状态，温凉、吐泻法皆如此。

其五，人体包含模糊性的生理病理因素。

藏象学说所探究和反映的人体生命是一个无法简化的复杂系统，其中必然会包含很多非精确性的生理病理性因素，表现出很多模糊的生理病理现象。例如人的情感和精神因素就是难以精确化的生理病理因素，因而"五神藏"也是模糊的。当人体内脏腑经络气血的功能正常，则表明人的生命活动的正常，是为生命力的外显（外现）。人体内脏精气的盛衰，通过经络气血反映到体表，使目之神色，形之神态，面部五色，肢体官窍以及语言、思维等发生相应变化，即有诸内必形诸外，其外在的神采即是反映了神的内涵。所谓"五精所并"是指《素问》"精气并于心则喜，并于肺则悲，并于肝则忧，并于脾则畏，并于肾则恐，是谓五并，虚而相并者也"，说明情志活动是机体对客观事物的反映，当五脏发生虚实盛衰的变化时，会直接影响人的情志活动变化异常。可以说，藏象的模糊性反映了中医对健康和疾病复杂性的深刻认识。

正如《素问·六节藏象论》所谓的"天至广不可度，地至大不可量"，人体小宇宙同样是一个复杂巨系统存在。中医学中蕴含着极为丰富的非精确的模糊性概念，若取长补短地发挥其宏观整体定性的优势，能够弥补微观分析定量的不足。其可以谨防"过度强调量化分析的使用会导致大量不可量化的生命现象和过程被排斥在医学研究之外，从而限制人类思维的创造性和医学研究的合理范围"[5]。

总之，正是因为人体生命表现为复杂性的存在方式，故而人的存在是有着自组织性、非线性、不确定性、随机性等特征，也就不是机械的、可还原的了。当然，我们考察的人体子系统之间的关系之和与人的整体意义的存在不是同一质性的，可以说，人体内系统功能关系之和尚不能构成一个真正意义上的人，更不要说人体内系统结构之和了。无论是东方的整体论还是西方的还原论，都不过为人类认识世界的思维方式，无不有着解释世界的局限性；只是相比较而言，在解决复杂性问题时，整体性思维方式更具合理性，但也不能排斥还原性思维，还需以之来补充整体性思维。

（三）中医原创思维模式的质性

首先，"中医原创思维模式"是一元性的，不是多元性的。

如前所述，思维模式是由一个概念或概念群组成的，表征着一个学说、一个学派或一个形态学的灵魂指向，在本质上有着相对稳定的和确定的范式，绝不是驳杂的、多元的，否则这个学说就无法成立，这个学说的发展就无所适从，也就不可能成为一种学说体系了。因此说，思维模式的一元性是一个学说成其为自身体系的必要条件。也由此断定，思维模式绝不是松散的、任意支离的，思维模式的泛化绝不可取。如道家的思维模式的核心是"道"，是一元的。中医原创思维模式是集"象"、"数"、"形"、"神"、"气"等概念于一体的概念群，整合为"取象运数，形神一体，气为一元"的整体思维模式，即中医学的"象数观-形神观-一元观"，而有着高度凝练出的引向中医发展的核心范式。这些核心概念是具有高度的解释力和表达力——解读着中华民族生命健康的特殊形态和精神表达，不是多元的，更确切的说，其是中医学精神指南的一元范式。因此说，"中医思维模式的多元性"的提法[6]，是值得商榷的。

其次，"中医原创思维模式"是相对稳定性的，内涵的思维方法是多样的，但不是流质易变的。

中医原创思维模式内蕴着相对稳定的世界观、认识论和方法论，彰显出中医哲学的生命力。它的形成是受到中国传统文化底蕴的影响，由认识自然现象而反观人体生命，是对人体生命、健康与疾病认识的高度概括，并以此来进行医疗实践活动的一种特有的思维方式。中医原创思维模式表征着中医在对人体与世界存在互动共性的体悟中所形成的思维模式既是确定的，又是开放的。它蕴含了中医发展过程中与之相匹配的方法论，育成出服务于"思维模式"的思维方法是多样的，但不是流质易变的。它彰显了历时性的中医文化痕迹，呈现出中医学的生命精神特质；它在本质上是不同于西方的主客二元思维模式，而镌刻着中华民族医学文明史的烙印，成为反映中华民族精神的世界性标志。

（四）"形神"概念释义

基于长期的社会实践和临床经验之上，中医学对于人体之"形""神"给出了"名实相符"的指谓，且得出了"形神一体"的理论含义。

其一，"形"是指有形体的可变的存在。所谓"气和而有形，因变以正名"（《素问·六节藏象论》），是指人体之形为气的化成物，且充盈着活力。在中医学中，人体之"形"既包含着可见的"形"，又含有不可见的"形"；前者指人体的骨肉、脏腑、津液、血脉等"形"，为实的，具象的存在；后者指气、经络等"形"，为虚的，意象的存在。

中医还用"阴阳"来认识人体之"形"，其理论依据是"人生有形，不离阴阳"（《素问·宝命全形论》）。中医学创造性地把人体的组织结构和功能划分为相互对立的阴阳存在。所谓"夫言人之阴阳，则外为阳，内为阴。言人身之阴阳，则背为阳，腹为阴。言人身之脏腑中阴阳，则脏者为阴，腑者为阳。肝、心、脾、肺、肾五脏皆为阴，胆、胃、大肠、小肠、膀胱、三焦六腑皆为阳。……背为阳，阳中之阳，心也，背为阳，阳中之阴，肺也，腹为阴，阴中之阴，肾也，腹为阴，阴中之阳，肝也；腹为阴，阴中之至阴，脾也"（《素问·金匮真言论》）。这是以"阴阳"概念对人体生理结构上的划分。若从人体的结构与功能关系上也可划分为：物质结构属阴，功能属阳，即所谓的"阴者藏精而起亟也，阳者卫外而为固也"（《素问·生气通天论》）。

其二，相比于"形"，"神"是指无形的人体存在，包含狭义的"神"和广义的"神"两种。狭义的"神"是指"心神""神明"之意；广义的"神"是指魂魄志意思智等各种心理思维过程和喜怒忧思悲恐惊等情志变化，以及脏腑、经络、精、气、血、津液之形所化生的神，故而又有脏腑之神等名称的"神"，所谓"心藏脉，脉舍神"，"所以任物者谓之心"（《灵枢·本神》），即如此。因而，中医是将七情归属于神的活动范畴，陈无择就在《三因极一病证方论》中将怒、喜、思、悲、惊、忧、恐七种情志活动明确为"七情"，并提出"七情致病学说"。

而且，中医讲究在"形"之上的神意、神识和神明等，包括志、意、思、好恶、喜怒、哀乐、个性特征等，体现的是多元神和一元神的统一。神是以五脏之精气及其运动为基础产生的，却承担着人体的心理活动和精神活动，而成为生命的主宰及体现。既然人的精神、意志、意识等基本来源于脏腑和大脑的活动，那么安神药旨在归于那一经，就能起到稳形安神的作用。西医则不尽相同，其强调一元神的存在，即以大脑的心理活动为中心的表达，体现着大脑是思维的载体，身体的神经仅是起到传递的作用，即输入和输出信息的作用。

其三，在中医学中，气是承载着形神合一的。人由天地之气生，气同时在人体中分为形和神，二者缺一不可地构成人的生命存在。《管子》有"凡人之生也，天出其精，地出其形，合此以为人"，认为气是构成宇宙万物的基本物质，人也是由气运化而成的。中医同样强调"天地合气，命之曰人"，"人以天地之气生"（《素问·宝命全形论》）；具体言之,"天食人以五气,地食人以五味。五气入鼻,藏于心肺,上使五色修明,音声能彰。五味入口,藏于肠胃,味有所藏,以养五气,气和而生,津液相成,神乃自生"(《素问·六节藏象论》)。人的形神是由天地的生成和滋养的产物,表现为形与神合一,无法区分为谁先谁后。

中医学还认为,气在人体中不仅"生形"、"生血"、"生精"等,而且还有气化的表现形式,即气的升降出入,并协调着生理与心理的合一。其中,脏腑升降功能不仅对脏腑生理变化造成直接的影响,还会引起精神、情绪等的正常与否。譬如,心肾相交就是凭靠气的升降道理,保持着机体的相对协调平衡和心神的安定。可以推理,形神是为一体的本源存有和协调的产物,表明身心不二,是非二元论。

其四,血是人体精神活动的主要物质基础,血在脉中循行对全身各脏腑器官组织发挥着充分的营养和滋润作用,以维持其正常的生理和心理活动。血液充盛,运行有力,肢体得养,才能精力充沛,感觉灵敏,神志清晰;如果血虚,或运行不利,或血热,营养和滋润作用减弱,肢体转动不灵活,将会影响到精神活动,导致精神活动失常,如神志恍惚、反应迟钝等。因此说,人体中的血也承载着形神一体的作用关系。

其五,精是形神的生发基点和动力。人由气化而成,精更为本。所谓"夫精者,身之本也"(《素问·金匮真言论》),"故生之来谓之精,两精相搏谓之神"(《灵枢·本神》),都说明了精是人的形体形成过程中的原始基质,精为生命(形神)之基点和枢纽。精包括先天之精和后天之精,先天之精禀受于父母,是为"人始生,先成精,精成而脑髓生"(《灵枢·经脉》);后天之精来自于饮食水谷,由脾胃化生,是为"神者,水谷之精气也"(《灵枢·平人绝谷》)。由此说,人体内含着精气,为形与神的合一。刘河间在《素问·玄机原病式》中便指出,"精中生气,气中生神,神能御其形,由是,精为神气之本"。此"气"是为后天之气,即是"形"。如此,这些观点有着异曲同工之妙。

而且,形神一体还表现为"有形"与"无形"关系的"至道"之理。陈士铎在《外经微言·阴阳颠倒》中指出:"至道无形而有形,有形而实无形,无形藏于有形之中,有形化于无形之内,始能形与神全,精与神合乎。"形神不离是形神一体的根本要求,体现着无形与有形的和合,内涵着抱神以静、形将自正之理。

若从更广泛意义上说,形还包括人与外界进行的物质交换,神还包括外界生活环境对人的情志的刺激(广泛的觉识,神意、神韵、灵气、灵性,更要经过社会性活动,才能上升为社会学意义上的神)。在这点上说,形神一体就不是简单的二者对立统一的关系,而是一个极其复杂的和合系统关系,呈现出多元的交互作用的网络结构关系形式。

综上所论可知,人由气生有"形"的同时而有"神"。从整体上而言,形神一体是指形、色、体、态、神的合一。《灵枢·论勇》记载了"勇士"所蕴含的形神合一为:"勇士者,目深以固,长衡直扬,三焦理横,其心端直,其肝大以坚,其胆满以傍怒则气盛而胸张,肝举而胆横,眦裂而目扬,毛起而面苍。"这是以目、焦理、肝胆为判据的形神一体观。若以"气"的视角看,气机上逆可引起"勇","气上逆满于胸中,肝浮胆横"(《灵枢·论勇》);肝随逆气上移,"肝浮胆横"而有勇。张介宾对"勇"的内涵作了进一步的细分,可以看作是对形神一体问题的深度解读:"勇有二,曰血气之勇,曰礼义之勇。……若临难不恐。遇痛不动，此其资禀过人，然随触而发，未必皆能中节也。若夫礼义之勇，固亦不恐不动，而其从容有度，自非血气之勇所可并言者。盖血气之勇出于肝，礼义之勇出乎心，苟能守之以礼，制之以义，则血气之勇可自有而无充之以学，扩之以见，则礼义之勇可自无而有。……然则勇与不勇，虽由肝胆，而其为之主者，则仍在乎心耳。"[7]倘若说《灵枢·论勇》是对"勇怯"的定义简单而且明确的话，那么张介宾把"勇"又细分为"血气之勇"和"礼义之勇"，说前者出于肝而后者出于心，体现出在《内经》原文基础的发展和发挥。

（五）"形神"辨证内涵

从社会学和健康学的角度看，人的真正意义上的生命存在是以形神一体为原则的；也就是说，只有具备了精神气的形体的人，才是有生命健康意义的有机体的人。

1. "形与神俱"

中医认为形和神是相互依存，相互关联，又相互影响的有机整体；只有二者相互协作，才能完成人体的生命活动，表现为"形与神俱"（《素问·上古天真论》）。其含义是形能载神，神能御形。可以说，对于一个有着正常行为的人而言，没有"神"的"形"和没有"形"的"神"，都是没有存在意义的。它表明了中医学一方面强调形体决定精神、精神依赖于形体，另一方面认为精神反作用形体、形体的健康状况取决于精神的形神相俱的生命信息。

《灵枢·天年》曰："人之始生，……血气已和，荣卫已通，五脏已成，神气舍心，魂魄毕具乃成为人。"这说明人的出生就意味着形神一体了，是以魂魄的形成为标志。此处，魂魄指的是形神构成、形神合一、不可分离。形神一体是人之血气、营卫、五脏"和、通、成"之后的结果，是血气、营卫、五脏的功能活动基础上的一种功能表现，体现着形健、气足和感知的合一。所谓"血、脉、营、气、精神，此五脏之所藏也"（《灵枢·本神》），五脏和五脏神的合一是集藏气与心智相一致、相统一的标志，有着形的生理性载体和神的识意性载体（包括情绪、记忆、智慧等）的合一，而表征着人的"存在"特质。

2. 形神体用

中医认为形者神之体，内涵着精神依赖于形体而存在。作为中医学核心学说的藏象学是表达形神体用关系最为丰富的："五脏者，所以藏精神血气魂魄者也"（《灵枢·本脏》）；"心藏神，肺藏魄，肝藏魂，脾藏意，肾藏精志也"（《灵枢·九针论》）；具体之是，《灵枢·本神》记载有"肝藏血，血舍魂"，"脾藏营，营舍意"，"心藏脉，脉舍神"，"肺藏气，气舍魄"，"肾藏精，精舍志"，这些都说明神是以"形"作为存在的物质基础的。五脏各有其神，神是五脏的显现，且主运着人体中的相应"管辖"范围。其中，心主神明，为五脏六腑之大主，且主一身血脉的运行；肺主一身之气，司呼吸，主宣发肃降而通调水道；肝主藏血，调节血量，主疏泄，调畅气机，分泌胆汁；脾主运化，运布水谷之精微，主气血升清；肾主收摄，藏精主生殖，主水液等机能，皆为脏之神机。

中医还以意识、意志贯通于人的形神的相互关系之中，达意着体之用的内涵。所谓"五脏相音，可以意识"（《素问·五脏生成》），表现为"夫心藏神，肺藏气，肝藏血，脾藏肉，肾藏志，而成此形。志意通，内连骨髓，而成身形五藏"（《素问·调经论》）。王冰注曰："志意者，通言五神之大凡也。"此处的志意代表着五神的功能活动，是五神的统称。张景岳也指出，"形者神之体，神者形之用"（《类经·针刺类》），表明形是神之宅，神是形之主。

3. 形神存亡

形神存亡就是形神相因、相合，互为对待，缺一不可，表现为"形体不弊，精神不散"（《素问·上古天真论》）的特征。人的存在之态表现为"气和而生，津液相成，神乃自生"（《素问·六节藏象论》）。张景岳则强调"神依形生"，"血脉和则精神乃居"，"无神则形不可活，无形则神无以生"，"神去离形谓之死"（《类经·针刺类》），内含着形神相合则为存，形神相离则为死，表明了形神存亡的涵义。

因而，形神存亡表现为两个方面的内涵，一方面，形为神之舍，形存则神存，形亡则神亡，体现为"五脏皆虚，神气皆去，形骸独居而终矣"（《灵枢·天年》），以及"血者，神气也"，"神者，水谷之精气也"（《灵枢·平人绝谷》）；这些皆说明，五脏、水谷之精气是神的物质基础，而其营养脏腑形体功能，则是其神的表现。另一方面，人的情志和精神活动对身体的直接影响，尤其与脏腑有着密切的关联性。中医反复论述不良的情志活动对脏腑所造成的损伤，如"怒伤肝"、"喜伤心"、"思伤脾"、"忧伤肺"、"恐伤肾"（《素问·阴阳应象大论》），而体现了脏腑的功能活动与精神意识思维活动的关系。喻嘉言在《医门法律》中也指出了"色者，神之旗，脏者神之舍，神去则脏败，脏败则色见夭恶"、"神旺则色旺，神衰则色衰"，蕴含着神的存亡盛衰与形的存亡盛衰有着密不可分的关系。

心肾相交是形神一体很好的例子。心肾相交是在心肾两脏生理状态下以阴阳、水火的互为滋养又相互制约关系，对人体进行形神合一的判断理据和分析过程。其具体含义是，心阳下交于肾以滋肾阳，抑制肾阴而使肾水不寒；同时肾阴上济于心以滋心阴，抑制心阳而使心火不亢。这样，心肾之间是既对立又统一，共同维持着人体的阴阳和平和协调关系。唐代著名医家孙思邈在《备急千金要方·心脏脉论》中说："夫心者，火也；肾者，水也。水火相济"。宋代的严用和在《济生方》中又提出："思虑伤心，疲劳伤肾。心肾不交，精元不固，面少颜色，惊悸健忘，小便赤涩，遗精白浊。"朱丹溪在《格致余论·房中补益论》中进一步明确指出，"人之有生，心为火居上，肾为水居下，水能升而火能降，一升一降无有穷也"；又"心肺阳也，居上；肝肾阴也，居下。脾居中，亦阴也……脾具坤静之德而有乾健之运，故能使心肺之阳降，肝肾之阴升，而成天地交泰"。直至明代的周慎斋，在《慎斋遗书》一书中对其机理作了更准确的阐释："心肾相交，全凭升降……肾属水，水性润下，如何而升？盖因水中有真阳，故水亦随阳而升至于心，则生心中之火。心属火，火性炎上，如何而降？盖因火中有真阴，故火亦随阴而降至于肾，则生肾中之水。升降者水火，其所以使之升降者，水火中之真阴真阳也。"这些对于深刻理解心肾相交理论大有裨益。而且，之所以会出现心火下降，肾水上升的现象，是因为心肾中有阴阳运动的两个方面，除此之外，尚与脾胃的枢转、肝的疏泄、肺的宣降都有密切关系，但更重要的是脾胃的枢纽作用（朱丹溪在《格致余论》中提出"脾具坤静之德而有乾健之运，故能使心肺之阳降，肝肾之阴升，而成天地交泰"）。在此，心肾相交的理论机制体现了：经络连结心肾是基础，气化相通是中介，三焦是场所，脾胃是枢纽等。简言之，心肾相交就是心肾的阴阳、精神、气血交感在人体中的运行过程，而并非仅仅理解为心与肾之间的生理互济互助。因此说，心肾相交是以人体的大系统为前提，以各个脏腑的阴阳平衡为基础，是对心肾两脏生理功能及其相互作用的高度概括，包括心肾阴阳、水火功能的相互滋生、相互制约以及人体中气血、津液、精神之间的生、化、济、助。如此看来，心肾相交就是一种整体性的表现，不能简单被支离和片面的理解，其更多意义上是形神合一。

（六）"形神"治疗精神

在形神一体的视域下，人体的疾病主要表现在"劳形"和"劳神"两个方面。调神、调形和调形神不同层面，使得形与神相协调，达到生命的平衡态。中医认为，人体的平衡态在于脏腑（功能）之间以及脏腑（功能）与其他身体机能相互之间的协调，"过犹不及"都可能引起疾病的产生。在中医看来，形神关系的失调会引起一系列复杂多端的病理现象，包括有劳力伤身、劳心伤神、伤身及神、伤神及身等。

首先，中医在形神关系的致病理念表现为以下几点：

其一，形病则神不安。形之伤可能导致神之变，如《灵枢·本神》所谓"肝气虚则恐，实则怒。……心气虚则悲，实则笑不休"；以及《素问·逆调论》所谓"胃不和则卧不安"，皆指其先是形体的紊乱而引起精神和情绪的变化，提出了脏腑的病变可以直接导致情志的异常和心神不和。而且，脏腑的紊乱可导致精神恍惚、健忘、失寐多梦等伤神证。纵欲耗伤精血，气血耗损，导致心神失养，神不守舍。中医认为，心系气血失调，包括有肝、胆、肾等脏腑功能失调，会引起不寐、健忘、痴呆、癫狂等神经性疾病；若肝胆湿热停留，痰浊内蕴，血液瘀滞等，可引起长期焦虑、愤怒、烦恼等心理因素的疾病。

中医认为，"诊病之道，观人勇怯骨肉皮肤，能知其情，以为诊法也"（《素问·经脉别论》）。诊病最重要的理论是观察人体强弱、骨肉和皮肤形态，同时决不可忽视人的"勇怯"心志和神情，只有综合判断，方能了解病情，这是诊断的大法。医生在诊病时"不适贫富贵贱之居，坐之薄厚，形之寒温，不适饮食之宜，不别人之勇怯，不知比类，足以自乱，不足以自明，此治之三失也"（《素问·徵四失论》）。这里的"勇怯"、"寒温"指的就是人的形神相合之体质状况，"贫富贵贱"、"薄厚"是指形神相合所居之环境影响。医生在临床诊断时应首先全面了解病人的社会、生活、精神、体质状态，若不注意区别形的肥瘦、寒温、强弱和神的勇怯的体质之别，仅凭诊脉治病就会惑乱不明，甚至出现诊断上的过失。

其二，神伤可致形异。人的情志变化同样地会引起生理的变化，表现为情志太过，可伤及脏腑。所谓"喜怒不节则伤脏，伤脏则病起于阴"（《灵枢·百病始生》）。《素问·阴阳应象大论》曰："怒伤肝，喜伤心，思伤脾，忧伤肺，恐伤肾。"如，情志不遂，肝失疏泄，郁结化火，灼伤肺金，或郁火凝液成痰，阻塞气道，或郁火灼肺，迫血妄行。而且，喜怒思忧恐不节或过激还可导致阴阳失调，故有"暴怒伤阴，暴喜伤阳"

之论。

人的情志的变化会引起身体气机的紊乱、脏腑功能失调，表现为神之变可伤及形而发生一些疾病。"形乐志苦，病生于脉，治之以灸刺。形乐志乐，病生于肉，治之以针石。形苦志乐，病生于筋，治之以熨引。形苦志苦，病生于咽嗌，治之以百药"（《素问·血气形志》）。形神关系遭到破坏而产生的病理状态，表明了形体与精神的紊乱可引起疾病，身体疾病和情志疾病都有可能出现。

其三，形神互为影响的异变也是以气为载体的。"百病生于气也，怒则气上，喜则气缓，悲则气消，恐则气下，惊则气乱，思则气结"（《素问·举痛论》）。一有情志变动，即会导致气机的某种性质和程度的改变，严重的可表现为气机紊乱而为病变。如，面色憔悴、舌质淡白、精神不振，说明神气衰；面色红润、舌红、两目明亮，说明神气旺。

脏气虚实会产生不同的情志变化，乃至心理的疾病。《灵枢·本神》曰"心气虚则悲，实则笑不休"；"肝气虚则恐，实则怒"；"血有余则怒，不足则恐"；"神有余则笑不休，神不足则悲"。形体功能失调，常常会引起一系列的情志疾病。因此说，人的情志变化是源于脏腑之气的变化，表现为身体功能的紊乱导致心理的疾病产生。

其次，中医在形神关系的治疗措施应包括以下几方面：

其一，形病则神不安的治疗措施。

中医认为，"人有五脏化五气，以生喜、怒、思、忧、恐"（《素问·天元纪大论》），强调了精神活动是以五脏之精气为基础的功能活动。当形体产生疾病时，不仅影响外在的肢体活动和脏腑气血的失常，而且可以出现言语声音以及各种情志等改变。所谓的"脾病而四肢不用"（《素问·太阴阳明论》），"胃不和则卧不安"（《素问·逆调论》），一切疾病都是以形体为基础的，四肢的用与不用，卧之安能否，都与脾、胃有着直接的关联性，属于形体之上的广义神的变化特征。譬如，针对胃不合则卧不安现象，要调和胃部。

以中医藏象学的角度看，若五脏的某一个或某些发生了病变，不仅带来气血的衰微和形体不健，而且发生与之相关联的精神或情绪的"萎"、"怯"等特征，而引起相应的情志异常变化，甚则造成神"亡"现象。如张仲景在《伤寒论》中指出的，"太阳病不解，热结膀胱，其人如狂"；"其人喜亡者；必有蓄血"。此进而证明了脏腑病变引起精神、意识失常的例证，包括有阳明腑实证、温热病热伤营阴、热陷心包证见神志异常等内容。

其二，神变则形病的治疗措施。

在临床实践过程中，中医特别重视"神"的存有与否。《灵枢·天年》说："失神者死，得神者生也"；《素问·上古天真论》也认为："精神内守，病安从来？"以及"无神则形不可活"、"神去离形谓之死"（《类经·针刺类》）。这些都充分说明了"神"在人的生命活动中所起的重要作用，即"得神"、"守神"，就能保持健康。治疗精神亦如此。在身心疾病方面，相对于"形"对"神"的重要作用，"神"对"形"的作用更不可忽视。所谓"精神不进，志意不活，故病不愈"，"嗜欲无穷，而忧患不止，精神驰坏，荣泣已除，故神去之而病不愈也。"（《素问·汤液醪醴论》）

而且，情志过激或过度的精神意识活动，会引起气机逆乱，如引起内脏的气机紊乱而产生疾病，从而破坏机体内环境的生理平衡。譬如，"悲哀忧愁则心动，心动则五脏六腑皆摇"（《灵枢·口问》）；《素问·调经论》有"神有余则笑不休，……神有余，则泻其小络之血，出血，勿之深斥，无中其大经，神气乃平"。心在志为喜，在声为笑，心气有余表现为实证，治疗时要刺络放血，使邪从血泻，可不要深刺，以防伤正。这是情绪过激的针刺方法。《灵枢·百病始生》还有"喜怒不节则伤脏，伤脏则病起于阴"，是指喜怒的情绪不定可导致阴阳失调，带来生理的病变，表现出"暴怒伤阴，暴喜伤阳"的疾病信息。因此说，心神志意在治疗中的主宰作用不容被忽视。"得气"、"神使"是针灸治疗的关键，如《灵枢·本神》所谓："凡刺之法，必先本于神"。而心神振奋能鼓动正气，提高机体的反应性，从而提高疗效。在药物治疗中，最终疗效的发挥关键也在于神的调动和激发。

之所以中医非常重视情志和精神活动，不仅它可直接导致多种疾病的发生，而且左右着疾病的转向。在临床观察中，许多疾病在发展过程中，较过度的情志波动往往会导致病情加重，甚至急剧恶化。其中，心脏病患者、高血压患者较为明显，常常出现一旦触怒，则会有肝阳暴张、血压迅速升高的现象，有的发生眩晕，有的甚至突然昏厥，而使病情加重或迅速恶化。可见，神对机体具有巨大的自主调节潜能。所以，中医在形神关系治疗上更加强调医家"粗守形，上守神"（《灵枢·九针十二原》）的诊疗方法。

其三，形神互见的治疗措施。

在形神一体的治疗方面，中医学是蕴含着望形测神与望神知形的统一。中医认为，人的形体姿态、举止与内在气血脏腑有着密切的联系，在反映内在脏腑功能之时也达意着此人的情志活动。神依附于形体之中，把握住神，便能推知疾病的转归。察知外在神色，获悉内在病理，目神、色神和脉神就是从形神意义上的言的。"夫精明五色者，气之华也"；"切脉动静而视精明，察五色，观五藏有余不足，六府强弱，形之盛衰，以此参伍，决死生之分。"（《素问·脉要精微论》）形神在色诊中表现为精气的外显，是指五色代表着机体的机能和精神状况。精气神的合一，正气盛衰、神识多少等。脉贵有神乃是指人的胃气足，健康脉象是有力中不失缓和，柔软中不失有力。

洪秀明[8]提出中医学对情志疾病的认识是以五脏各有其主，但总由心为主导。情志所伤致病先生于内脏气机变化，心在人体情志变化中起着主导作用；气病为多，郁居首位。郑林等[9]认为，当某种情志活动超越了限度，七情活动过于剧烈或持续过久，影响到脏腑气血功能，即可导致情志引发的心身病症。刘茹[10]将情志疾病的病机概括为肝气郁结和心脾两虚。严灿等[11]认为肝主疏泄的功能在机体心理应激中起着决定性的作用，中医的肝是机体调节心理应激反应的核心。李宝玲[12]认为，现代的情绪障碍疾病（如抑郁症）和中医传统的郁证相类似，诊治过程中随患者体质不同，病机和治法也不同，包括从五脏论治和解郁等。

马斯洛曾经说过："心理健康和躯体疾病之间有着一种协同作用的反馈。……几乎所有的疾病，甚至无一例外，都能称为心身疾病。……甚至一次骨折也是心身的和社会躯体的。"[13]无疑，这隐含了在身心健康治疗上的双向互动路向：一是以心理疏导生理，一是以生理调治心理，表现为心理学和体质学的共享。一方面调神以御形，如"告之以其败，语之以其善，导之以其所便，开之以其所苦"（《灵枢·师传》）。通过语言开导，以解释、鼓励、安慰等方法来调整病人的精神状态，以达到治疗某些疾病的目的。另一方面是治形以全（摄）神，如以"攻邪"的针药疗法，通过清心安神、养血安神起到治疗的作用。中医主要有从脏腑论治心理疾病的致思路径，拥有着脏病及神、神病及脏的观点，对临床辨证论治、身心养护具有重要的理论和临床意义。

在中医藏象学中，心肾关系的治疗颇为常见，表现为由相交变为不交的病理现象。心肾不交的病理临床表现是以精神、气血、水火之间的病理改变为基础。心肾不交的直接原因有二：一者为肝肾之阴精亏乏，一者为心阳之不足。心肾不交的两大证也有二：一为肾水不足，一为心火过亢。如此，治疗本病的直接方法为补肾水、降心火。治疗本病还有一个途径，就是温心阳。从阴阳互根、互相转化的原理来看，心阳起于肾阴之中，因而补肾水与温心阳说到底是一回事，这就是补肝肾之阴以调心肾不交之证[14]。若从君相二火之间的关系来看，心火在八卦之中起于少阳，成于太阳，降于少阴，终涵于太阴，心火与肾水的交汇之处就在太阴之中。朱丹溪认为，相火寄于肝肾两部，依靠肝肾之精血濡养，而上交于君火。朱丹溪认为相火妄动的一个关键因素就是"心动"——意念扰乱，心动则君火动，君火动则相火动，相火动则精走，精走则阴伤，直指人心。实际上，脾土位于中央，居于枢纽地位，具有斡旋功能，脾土的不足亦可致心肾不交，故李东垣著《脾胃论》谆谆告诫"脾胃内伤，百病由生"的道理。在此，中医在治疗心神不安时，可用清心安神、养血安神的药物，以交通心肾、滋水涵木等方法来调节形神。《伤寒论》曾开心肾同治先河，"少阴病，得之二三日以上，心中烦，不得卧，黄连阿胶汤主之。"方中黄芩、黄连直折心火，阿胶入通于肾，合鸡子黄入通于心，滋润离宫之火，芍药佐阿胶于补阴中敛阴气，堪称交通心肾之良方。因此说，中医在治疗时须以辩证地治形或调神为理据的，目的在于达到"阴平阳秘，精神乃治"的价值取向。

（七）"形神"养生妙境

中医传统思想中的养生理念相当丰富，内涵着"一曰治神，二曰知养身，三曰知毒药为真。……"（《素问·宝命全形论》）的健康路线，是既要呵护好心理又要养护好生理的理论与实践相一致的精神。中医内涵着神形一体的养生观是"外不劳形于事，内无思想之患，以恬愉为务，以自得为功，形体不敝，精神不散"（《素问·上古天真论》），讲究精神内守与"吐故纳新"、"呼吸精气"、"纳气"等合一。

在长期的实践过程中，中医形成了养形、养神以及形神共养的养生之道。在人体养生过程中，神的摄养绝对重要，即所谓的"得神者昌，失神者亡"（《素问·移情变气论》）。养生贵在养神，中医以为有"神"则"强"，"得强则生，失强则死"（《素问·脉要精微论》），是以"神"之去留为"机要"的，其旨在于有神则生，失神则亡。这具体为"志意者，所以御精神，收魂魄，适寒温，和喜怒者也"（《灵枢·本藏》）；以及"以使志生，……使志无怒，……使志安宁，……收敛神气，……无外其志，……使志若伏匿……"（《素问·四气调神大论》），其中的志意合称也可泛指人之"神"。调神之要，在于使其清静内守。《素问·上古天真论》具体指出："恬淡虚无，真气从之，精神内守，病安从来，是以志闲而少欲，心安而不惧，形劳而不倦，……""是以嗜欲不能劳其目，淫邪不能惑其心"，又"呼吸精气，独立守神，积精全神。"能够做到"为无为之事，乐恬憺之能，从欲快志于虚无之守，故寿命无穷，与天地终"（《素问·阴阳应象大论》）；否则，"嗜欲无穷，则忧患不止"（《素问·汤液醪醴论》）。神之存亡关系甚大，历代养生学家与医学家多强调养生莫若养性；所谓养性，即是养神，因为神不安则精神皆危，合道闭塞而不通，形乃大伤。

养生还在于养气，养气就是形神的养生之道。一方面，中医强调"正气存内，邪不可干，避其毒气"（《素问·刺法论》）。此处的"正气"应理解为形神的和合、强固。所谓"邪之所凑，其气必虚"（《素问·评热病论》），反证了保养正气的重要性。正是基于此，中医在长期临床实践中总结出了"怒则气上"、"喜则气缓"、"悲则气消"、"恐则气下"、"惊则气乱"、"思则气结"（《素问·举痛论》）等的身心变化作用现象，养生治疗皆可参考之。另一方面，中医注重以顺时养形来养神。春夏秋冬四时之更替，寒暑之递迁，无不影响着人的形神变化。如春气发陈，万物以生，其气有助于肝气疏泄条达。善养生者，夜卧早起，"广步于庭"以养形；被发缓形、使其志舒以养神。夏气蕃秀，万物长养，有助于心气荣和温煦。养生须"夜卧早起"，使气宣泄以养形，"无厌于日"，使志无怒以养神。秋气容平，万物成实，其气有助于肺的收敛清肃。"与鸡俱兴"以养形，"收敛神气"，使肺气清以养神。冬气闭藏，万物固密，有助肾气闭蛰封藏，"去寒就温，无泄皮肤"以养形，使志"若伏若匿"以养神。针对之，孙思邈就提出了"春养生气，夏养长气，秋养收气，冬养藏气"的具体养生方法。

中医强调因时、因地和因人而异的养生，内涵着形神共养。其中，顺任自然、饮食调养、节欲保精、调和心态等尤为重要。能够做到顺应四时、节制饮食，不要使饮食、劳作太过，情志过激等，更为重要的是在于养性，只要能保持宁静祥和的心境，将外驰的精神收回来内守自身，真气就会畅通全身，身体就不会受到疾病的侵害；而且在完善了天人相应的整体观思想基础上，只要顺四时气候而适寒暑以达到养生长全的形神一体之境，便是养生的至高境界。在此，形神并治在于考虑到生理、心理、社会环境和自然条件等因素。孙思邈就主张要"顺四时而适寒暑"、"服天气而通神明"，同时又要积极锻炼、调摄精神情志、保养正气，而且要"治未病"。他进而总结性地提出"逆之则灾害生，从之则苛疾不起，是谓得道"，说明了只要顺应阴阳四时，才能达到延年益寿的目的。不难看出，此处提倡顺时养德宁性是形神养生原则的重要内涵之一。

中医在养生过程中既要注重形体养护，更要重视精神心理方面的调摄，做到"养之和之，静以待时，谨守其气，无使倾移，其形乃彰，生气以长，……无代化，无违时，必养必和，待其来复"（《素问·五常政大论》），正所谓的"形神兼养"、"守神全形"和"保形全神"，做到心不可过思，神不可过殆，形不可过用。孙思邈在《千金要方·道林养性》中就说："多思则神殆，多虑则志散，多欲则志昏，多事则形劳，多笑则气乏，多愁则心摄，多乐则气溢，多喜则妄错昏乱，多怒则百脉不定，……此十二多不除，则营卫失度，血气妄行，丧生之本也。"由此可见，劳心劳力过度会足以伤神致病，若能避免思虑过度，形神相养，则能调神养血，达到养生防病的作用。中医学的精妙之处就在于从无形着眼把握有形之用，因而在对待"形""神"关系方面，是更为强调"神"的作用；即便有时对"形"的作用不可忽视，以为"神"由"形"而立、而存，但其目的还是落脚于"神"的灵妙之处——更有利地为人的养生提供一个借以使用的工具。只有神气正常才能接受外在事物对人体的作用，而形成相应的情志变化；只有心胸豁达、心情愉快，才能保证精神、意识、思维活动的正常进行。"故养神者，必知形之肥瘦，营卫血气之盛衰。血气者，人之神，不可不谨养"（《素问·八正神明论》）。神的产生及发挥作用有赖于五脏六腑化生的气血，而五脏六腑的阴阳和谐、气血充盈，则神明昌盛、精神饱满、情志畅达，是指人体功能的表达形式。中医讲究"德、气、生、精、神、魂、魄、心、意、志、思、智、虑"(《灵枢·本神》),都要有所养、有所定和合理的有所用。若能保持一种清虚守静的心态,做到精神内守、神形合一,乃是养生的根本精神。这样,将精神性的养性放在首位,借助无为恬淡、清心寡欲,再配以运动身体、饮食起居、营养药物等物质性的养形之法,就形成了中医养生之道从精神而物质的完整系统的理论。这对于当代人消除亚健康具有深远的借鉴意义。

(八)"形神"哲理意蕴

通过对"形神一体"的概念、内涵和治疗精神等梳理,我们可以进一步揭示出中医学在形神关系上的复杂性哲理意蕴,表现为复杂性的思维方式和方法,内涵着整体性、直观性和辩证性等特点。

首先,从人体的孕生角度上看,形神一体有着复杂性的整体性构成特征。

如前所述,中医认为精是构成人体最基本的、先天性的基质。这隐含着在形体产生之前,精是先存有的,当然它是以阴阳("两神")和合的样态呈现的,是为"两神相搏,合而成形,常先身生,是谓精"(《灵枢·决气》);此处"精"实指阴阳(父母)之精气,合成为蕴含着心身的人的始基。进而,"两精"("两神"形成的个体所具有的"阴阳"两端)的媾合具有"神"的妙用,表现为"生之来谓之精,两精相搏谓之神"(《灵枢·本神》),神既指"两精"媾合之妙,又指个体形成之本。此神看似脱离父母干系,实质上与其生理载体性的母亲更多有一定的联系(《灵枢·天年》认为,人之始生,"以母为基,以父为楯"),尤其在后天的母体发育过程中——以母亲的气血滋养为基础的信息传递为据,这种关联性显得至关重要,如有着润化、滋养此神和输入信息的质性。在此,精是人的个体的先天具有的本性,是无法改变的(是指一旦形成便不可更变,可更变的只是形成此个体的生理性环境);同时,此个体拥有了父母("两神")传递下来的先天性的"神"——遗传基因,这遗传基因包括一定的生理、心理、知识结构、经验阅历等因素,是为先天的因素,直接影响着后天的发展(很大程度上左右着该个体出生后的成长趋势,包括生理和心理融为一体的存在样态),所以父母为造就有良好基因的后代,有着健康而良好的适应社会的生理、心理、知识素质是必要的。由此说,人由"精"化而成神灵之气,是个运化不断的过程,既有先天固本的遗传之物,又有个体在母胎中自身运化的(很多程度上受母亲环境的影响极大)、决定未来个性特质的自身之物,统为出生后的先在之物,皆为妙不可言。

有理由承认,构成人体秩序性——形神一体模式的,是以遗传基因为形式编码的过程。人是以胚胎自受精卵形成之时便具有了基因编码(也包含机体混沌的属性)的秩序性,一直到出生时所接受的内生环境和外在环境的影响,都能够以编码的形式固定下来,表现为"先天性"的初始秩序性。从信息计量的角度看,所有这些秩序性是以遗传和变异的形成为主,构成了人"天生"的秩序性,而演绎着每个个体的体质特征——形神一体的存在物。这种来源于基因并直接植根于躯体的秩序性(表现为随机性的必然性或必然性的随机性),却带有明显的生物自适性——自身体质的存在性,内涵着相对稳定的形神合一之"痕迹"。当然,后天性的适应环境更表现出复杂多端的样态,但后天多样性都是以"先天"体质为基础的,包括感知觉、情绪、欲望等心理学变化,这在治未病和疾病预防上都有着重要的意义。《内经》记载了大量的体质形成和养胎、护胎的文献知识。

对于"胎孕"而言，是以"中根"为主，表现为"根于中者，命曰神机，神去则机息"（《素问·五常政大论》）。除了先天父母之"神机"重要外，保障胎儿的生长发育的生活环境也至关重要，会使得发育呈现出某种倾向性。如《素问·奇病论》指出："胎病，此得之在母腹中时，其母有所大惊，气上而不下，精气并居。"孕妇的不良习惯、意外伤害等都会不同程度地带给胎儿的疾病易感性。在此说，孕妇不仅应该"美其食"、"调五味"以保证胎儿的充分营养，而且应该处于良好的生活环境中以放松的、积极的心态面对生活。这些先天因素进而决定了人体的个体差异性，是为"人之生也，有刚有柔，有弱有强，有短有长，有明有阳"，"形有缓急，气有盛衰，骨有大小，肉有坚脆，皮有厚薄，其以立寿夭"（《灵枢·寿夭刚柔》）的差异性，其内涵着人在出生时就存在着个体体质的差异了。

若从大的系统角度看，人体是大自然长期进化的产物，表现为"人以天地之气生，四时之法成"（《素问·宝命全形论》）。它表明，人的生命孕育和发展过程必然要受到大自然因素的制约和影响，包括生活于特定的地理、气候环境之中；自然因素的长期影响和地理、气候条件的差异性使得不同时空条件下的群体在形态结构、生理功能、心理行为等方面都会产生适应性的变化，因而出现了不同地域中人群的体质特征。同时，人的生命孕育和成长也是在特定的社会生活条件下进行的，此点同样不可忽视。可以说，这些都可被看作为人的先天性的环境差异性因素。

其次，从人体的存在历程和方式上看，形神一体有着复杂性的过程特征。

就个体而言，人的生命过程展现出有着一定规律性的复杂性特征。人的一生在不同的年龄阶段呈现出与之相应的形神一体的体质特征。如，在青少年时期表现为"女子七岁，肾气盛，齿更发长；二七而天癸至，任脉通，太冲脉盛，月事以时下，故有子；三七，肾气平均，故真牙生而长极；四七，筋骨坚，发长极，身体盛壮"；"丈夫八岁，肾气实，发长齿更；二八，肾气盛，天癸至，精气溢写，阴阳和，故能有子；三八，肾气平均，筋骨劲强，故真牙生而长极；四八，筋骨隆盛，肌肉满壮"（《素问·上古天真论》）。也就是说，人在青少年时期表现的气血渐盛，肾气旺盛，机体发育渐趋成熟，精气神充盈的阶段。在中年时期表现为"四十岁，五脏六腑，十二经脉，皆大盛以平定，腠理始疏，荣华颓落，发颇斑白，平盛不摇，故好坐"（《灵枢·天年》）。人到了中年阶段，人体脏腑经脉功能都接近或达到最佳状态，但同时体质也开始出现转折的征兆，反映出生气逐渐衰退的迹象，气血由盛极而渐衰，出现"好坐"行为，全身的精气神渐趋下降。人到了老年时期，出现营卫气血衰弱、运行不畅的现象，即《灵枢·天年》所说的"六十岁，心气始衰，苦忧悲，血气懈惰，故好卧；七十岁，脾气虚，皮肤枯；八十岁，肺气衰，魄离，故言善误；九十岁，肾气焦，四脏经脉空虚；百岁；五脏皆虚，神气皆去，形骸独居而终矣"，表明精气神的衰败，人的生命历程即将结束。

在中医学中，形神一体是划分体质的依据。中医根据形神特征的差异，将体质划分为五种形志类型，即"五形志"的体质特征："形乐志乐"、"形苦志乐"、"形苦志苦"、"形乐志苦"、"形数惊恐"（《素问·血气形志》）。与此分类不同的是，《灵枢·阴阳二十五人》记有金水水火土的"五行"分类，一个有"二十五人"。另外，《素问·经脉别论》所记的"当是之时，勇者气行则已，怯者则著而为病也"，均论述了体质对情志的影响及其易患的情志疾病的种类特征。同时，中医还根据人的心理特征划分体质类型，《灵枢·论勇》中根据人格心理特征在勇怯方面的典型差异，将体质分为"勇"和"怯"两种类型，并论述了"勇士"和"怯士"两种体质类型的人在外部特征、心理特征以及脏腑组织的形态结构等方面的差异。张景岳在《类经·脏象类》中也强调"察赋不同，情志亦异"，认为情志与先天禀赋有关，不同类型的人具有不同的情志特点。中医认为，五脏精气的偏盛偏衰能够决定人的体质特征、性格类型，从而表现出不同的情志偏向。不同性格和体质的人不仅能影响人的患病类型，而且对各种疾病的易感反应性也各有特征。

另外，中医还将人的体质按阴阳多少不同划分为形神合一的群体差异性。《灵枢·通天》把人分为太阴之人、少阴之人、太阳之人、少阳之人和阴阳平和之人的五种类型，其中太阴之人，"好内而恶出，心抑而不发"，"其阴血浊，其卫气涩，阴阳不和，缓筋而厚皮，不能疾泻，不能移之"，是指太阴之人缺乏主动，常孤独悲观，忧郁寡欢，易患气机阻滞疾病，即现在的抑郁症之类疾病。太阳型性格之人，"居处于，好言大事，无能而虚说，志发于四野"，"阳重脱者易狂，阴阳皆脱者，暴死不知人也"，指太阳型性格之人，易冲动，好说大话，感情易于爆发而剧烈，常会引起晕厥等疾病，甚至暴死。而阴阳平和之人，"居处安静，无为惧惧，无为欣欣"，"其阴阳之气和，血脉调"，指阴阳平和之人察性均衡，遇事从容，情绪平稳，很少因情绪失调而引起疾病。这些都揭示了人的形神一体存在有着复杂性的表现特征。

再次，从人体养生和治疗的角度上看，形神一体有着复杂性的存在特征。

从人体养生和治疗的角度上看，形神调节皆可表现为损益（外在性为主）或互相损益（内在性为主）的存在特征。外部因素对人的形体和精神状态的影响机制包括有风、寒、暑、湿、燥、火六气等外在"不良"的致病因子，影响乃至损害着"形"，社会环境也影响着"神"；内在的影响机制包括有以脏腑互为影响的生理变化机制，以及精神活动的神志疾病等病理机制。中医正是基于人体内的作用机制以及与外在环境的交通机制，利用非线性调适原理来理解形神关系的。非线性调适原理包括自我调适（即自力调适）和外物影响自身的调适（如药物治疗、精神疗法、针灸物理疗法等，被称为外力调适），最终还原为自我复杂性的调适机制，此是理解中医学解释人的形神一体关系的秘密。

对于中医而言，无论是养生还是治疗，调神显得至关重要。这是因为，通过治神，能够激发和调动人体的正气，提高机体自组织、自修复和自身抗病能力。中医尤其强调心神志意在治疗中同样有主宰作用，它不但可以调摄和控制人体内在的精神活动，还可以御邪内侵，护卫人体，防止疾病的发生。若能做到"志意和则精神专直，魂魄不散，悔怒不起，五藏不受邪矣"（《灵枢·本藏》），就是人体养生和治疗的关键。而且，针灸治疗的关键也是"得气"、"神使"，如《灵枢·本神》所谓的"凡刺之法，必先本于神"。中医是讲究心神振奋能够鼓动正气，在提高机体的反应性时提高疗效。在药物治疗中，最终疗效的发挥关键也在于神的调动和激发。中医对于人体养生和治疗上是讲究情志相胜法的，表现为"悲胜怒，……恐胜喜，……怒胜思，……喜胜忧，……思胜恐"（《素问·阴阳应象大论》）。张子和在《儒门事亲》中也指出："悲可以制怒，以怆恻苦楚之言感之；喜可以治悲，以谑浪亵狎之言娱之；恐可以治喜，以迫遽死亡之言怖之；怒可以制思，以污辱欺罔之言触之；思可以治恐，以虑彼志此之言夺之。凡此五者，必诡诈谲怪，无所不至，然后可以动人耳目，易人听视。"可见，神对机体具有巨大的自主调节潜能。因此说，中医以"志意"的精神活动来调节人体是独具特色的。

从人体养生和治疗的过程中看，在形神一体的思维模式中，个人意识（包括意识、理智、判断等）与形体的关系是不如非意识的心理活动（如情绪、欲望、好奇心等）与身形的关系更经常或更明显，前者须经过长时间的训练才能获得，并进行有"目的"的倾向，后者表现为随机的，无"目的"的倾向。人类社会发展过程是以智力进化为标志的，人的有意识活动推进着社会发展，因而说，在社会发展进程中，人的非意识活动无法与意识活动相比，个体的非意识活动往往被忽视。然而，相对于个体而言，在心理干预方面，非意识的心理活动驱动个人行为更要受到重视。实质上，人的情绪和欲望等非意识活动分享着人体大量的能量，对身体调节过程的作用是非常巨大的。"恬淡虚无"、"清心寡欲"更多意义上指的是人的非意识活动，不焦虑的放松法即如此。

又次，从人体的"健康"指标角度上看，形神一体也有着复杂性的表现特征。

对于一个有机联系的动态性的人而言，形神一体并非意味着人体达到阴阳平衡之理，即所谓的"阴平阳秘"的状态，它是指一种存在之态——生理"健康"的评价之"数"，为耗散性的存在样态。耗散性是指系统内部存在着非线性相互作用，靠与外界的能量和物质交换，自身发展保持远离平衡态。从表面上看，人体生命过程论体现着线性的规定性，实质上则是非线性的自组织复杂存在。这种自组织存在是以形神一体的形式为内涵的。从历史的角度看，它表现为一种复杂的生命历程，基本趋势是人生婴幼时的形神不完善到青少年时的形神渐趋完善再到中青年时的成熟又到老年时的形神衰竭一直到形神俱失。《黄帝内经》曾以"肾"在人生的生、长、衰、老过程中盛衰为生命周期的主要标志之一，其不乏蕴含着人的生命变化离不开每一个脏腑的形神俱化。若从空间的角度看，人体存在的复杂性表现为：①生物差异：性别、形态结构等；②生理差异：器官、激素水平等；③生化差异：酶、蛋白质、核酸等。这些以形为基础的差异无不对应着与之相匹配的神，不是一一对应，而是形神匹配的多样性和复杂性，但遵循着一定的规律；因而说，形神相配不是杂乱无序的。

当代"健康"的定义也是内涵着复杂性特征。WHO对健康的定义指出："健康不仅是没有病和不虚弱，而且是身体、心理、社会功能三方面的完满状态。"中医体质的研究就是突破仅从形态结构或单一气质研究人体差异的局限，从形态结构、生理机能、心理特点、反应状态四个特征群开展多角度、多层次研究，创立了针对人体整体功能状态对人群进行分类的方法。譬如，临床常见体质虚弱之人，一遇气候变化、季节更替，或情志刺激，或饮食不调，或劳倦内伤等，即易患病，而体质强健之人往往安然无恙。所谓"风雨寒热，不得虚，邪不能独伤人，卒然逢疾风暴雨而不病者，盖无虚，故邪不能独伤人。此必因虚邪之风，与其身形，两虚相得，乃客其形"（《灵枢·百病始生》），说明体质决定发病与否。

而且从构成维度上审视，形神一体是蕴含着形与神合一的整体效应，主要表现为先天性的不同躯体素质对应着特定的心理素质，以及后天性的同种躯体素质可以表现为不同的心理特征。在此，形神一体构成人体的复杂性系统，表征了人作为形神系统存在呈现出十分明显而独特的整体涌现性，形与神的分离、肢解就不成为健康的"人"（因而真正生命意义的"人"是不能还原为原子的）。而且，人体是自组织活动的过程，有着结构和功能的有序统一，能够达到一定的稳态。因此说，人体的健康标准是以"生物-心理-社会"的新医学模式为据的，中医具有复杂非线性系统的特征有很多与之相通点。

最后，从人的存在意义上看，形神一体有着复杂性存在过程的显现特征。

对于一个有机联系的存在方式而言，"形神一体"一方面体现了人作为一个整体的非线性复杂系统，是一个复杂非线性的适应系统的自组织方式；另一方面它也体现了复杂非线性适应系统层次性和混沌特征。在所有这些层次中，气的层次、神的层次以及形的层次都包含了大量的混沌性特征，相比较而言，气的层次是最可能被干预的层次，神的层次也易于变化。中医原创思维理论在气血体系的运行和行为表现方面拥有相对准确的预测能力，并基于此有着丰富的干预手段。对于心身疾病的诊断和治疗过程中，中医是把气的运动变化作为一个重要的指标，而考虑到形神变化因素的。

当然，我们说人的生理、心理活动具有复杂非线性系统的一般特征，便是意味着必然与非秩序性发生关系。这种非秩序性主要表现为一种适应性，或言之，适应性使得人体复杂性系统表现为非线性的存在。它是由大量的偶然事件构成的，内涵着不同层次之间的相互关系和影响，如阴阳、五行、气血、五脏神等交互关系，而拥有着自身的性质，包括有效复杂性、潜在随机性等。同时，它与秩序性相接合，二者互为载体，共同延续着人体复杂性系统的存在。人的行为方式的非秩序性也解释了复杂系统的非线性特征，具有多层性和多重性。

对于一个种群的人而言，形神一体是共性的，表征着人体非线性系统的自我完善和修复的过程；但对于个体的人，形神一体则是有个性特征的，表现为拥有自身相对稳定却又变化不已的发展历程。这一历程就是自我选择的过程，包含有自我调节、释放压力、痛楚反应等，呈现出不规则的因果性。这一选择过程是独具一格的，个体之间不可复制，包括自身也难以复制，那是由于蕴含着动态的变化特征——非线性系统的发展机制。

（郭　刚）

参 考 文 献

[1] 张再林. 作为"身体哲学"的中国古代哲学 [J]. 人文杂志，2005，(2)：28-31.

[2] 王琦. 关于中医原创思维模式的研究 [J]. 北京中医药大学学报，2012，35 (3)：162.

[3] 王琦. 中医原创思维模式的提出与论证 [J]. 中医杂志，2012，(6)：459

[4] 张其成. "气-阴阳-五行"模型的复杂性再探 [J]. 中国医药学报. 2003，18 (5)：276-279.

[5] 赵博，陈芳. 从格式塔心理学原理分析藏象理论 [J]. 南京中医药大学学报. 2006，7 (3)：158-161.

[6] 王强. 试析中医思维模式的本质特点和多元复杂性 [J]. 中华中医药杂志，2013，28 (2)：59.

[7] 张介宾. 类经 [M]. 北京：人民卫生出版社，1965：78.

[8] 洪秀明. 心因性疾病的中医证治 [J]. 云南中医学院学报，2000，(1)：36-37.

[9] 郑林，王学岭. 情志病症与心身调节 [J]. 天津中医学院学报，2001，(4)：38-39.

[10] 刘茹. 中西药联合治疗抑郁症的疗效观察 [J]. 天津中医，2002，(2)：51-52.

[11] 严灿，邓中炎，潘毅，等. 从现代心理应激理论研究中医肝主疏泄功能 [J]. 广州中医药大学学报，2000，(3)：209-211.

[12] 李宝玲. 抑郁症的中医药研究进展 [J]. 中医杂志, 2001, (9): 566-567.

[13] Phillip L. Rice. 健康心理学 [M]. 胡佩诚等译. 北京: 中国轻工业出版社, 2000: 27.

[14] 谷建军. 从中医思维角度再论心肾相交与水火既济 [J]. 中国中医基础医学杂志, 2009, (8): 580.

第三章 中医原创思维中的"象"解析

自从国人开始接触西医，对中医的责难就不绝于耳。但中医依靠其博大精深的理论体系和实际疗效为自身赢得了生存空间。从 20 世纪后期以来，中医学界的有些学者进一步反思总结中医的思维特征，以在与西医的比较视野下展示中医的本质和优势所在。这是对于中医的认识逐渐深化的表现。近年来，以王琦教授为首席科学家的"973"项目课题组，专门提出"中医原创思维模式"，并结合"健康状态辨识方法体系"进行研究，则代表了我国对中医思维的研究又上了一个台阶。笔者作为一个哲学研究者，多年学习、反思和研究中国传统哲学，对于中国传统思维方法深感兴趣，并有所思考，对中医存废之争的现象深感兴趣，并有所思考。故站在哲学的角度谈一谈对"中医原创思维模式"内涵的看法，并以此为基础，回应关于中医不是科学的批评。

（一）中医原创思维模式是体现中医思想特征的象思维

王琦教授定义"中医原创思维模式"是"基于中医自然科学和哲学的背景条件下，对人体生命、健康与疾病认知与实践的根本思维方式，是在此思维方式指导下的生命观、健康观及其医疗实践知识体系，属于自然科学范畴与文化哲学范畴"[1]，它包括三个方面：象数观、形神观和一元观，具体内涵为"取象运数，形神一体，气为一元"的整体思维模式。就"取象运数"而言，它是象思维和数思维的合称，以取象运数为主要内涵，取象思维分为三个阶段"活体取象-取象测藏-据象类推"，它"从所见实物到象征系统，经过复杂多样的思维方式，呈现了研究对象的层次性"，运数思维则注意到了事物现象的数的规定性，形成了"倚数-极数-逆数"的思维过程，用来把握事物的本质，用来预测未来的事物[2]；就"形神一体"而言，在清晰界定形、神定义的前提下，从形神构成、形神体用、形神存亡三个方面阐发了中医视域中的形神观[3]；就"气为一元"而言，强调了气是构成天地万物的本原、气是宇宙万物运动的根本属性、气是宇宙万物之间联系的中介等内涵[4]。这三个方面，从思维方法、形神关系、天人本质三个角度归纳了中医理论体系的核心思想。

从思维过程来看，王琦教授的研究结论准确刻画了中医师学习、研究和诊疗中的认知过程。思维或认知过程包括主体、客体和方法，这里的主体是中医师，这里的客体是具有形神一体、气为一元特征的人，这里的方法是以取象运数为主要内涵的象数思维。中医师面对天地与人，通过取象运数而把握信息，在大脑中形成表象以后，通过象数思维而"比较、分析、综合，从较多的个别现象中，发现事物的属性和它们之间的共性，以寻找病症的根源和病变的本质"[5]，以此有了形神一体和气为一元的基础认知，进一步针对病人个体进行相关信息的模型式呈现并以之为基础而具体诊疗。所以，"取象运数，形神一体，气为一元"这一表述简明而准确地描述了中医师的实际诊疗过程，从而也赋予自己中医原创思维模式的地位。

事实上，王琦教授所提出的"中医原创思维模式"，是中国传统象思维在中医领域的具体化和发展，它具有中国传统象思维的一般性特征，同时又体现了中医的基本思想内容。我们所称谓的中国传统象思维，并不仅仅是指当今哲学界一般理解的和"意象"与"直觉体悟"紧密相关的思维方式，更准确而言，是指产生于原始思维和早期卜筮之学，发展于先秦阴阳五行理论，繁荣并成熟于汉代象数易学，以元气、阴阳、五行和卦象等为基本思维要素，具有一定推演规则，并试图通过对诸思维要素的推演来建构多种象模型，同时依靠这些象模型来解释并把握宇宙、社会和人生的一种思维方式。象思维发源于术数之学，最初为阴阳五行家和象数易学家所运用，但从汉代开始成为中国传统文化的基本思维方法之一，强烈影响着中国古人的认知方式，它渗透到哲学、医学、农学、兵学、建筑学、炼丹术和天文学等各种文化领域中，它塑造着中国的传统文化，强烈影响着中国传统文化的特征。而中医原创思维模式的核心正是以取象运数为主要内涵的象数思维。形神一体、气为一元是中医原创思维模式的重要内容，是中医理论的基础，但是二者是象数思维的基本结论并渗透入思维过程中，而不直接就是象数思维过程本身。所以中医原创思维模式的核心是象数思维。而象数思维是在象思维基础上加以数量考量，所以它的核心还是象思维。因此我们说中医原创思维模式就是中国传统象思维方法在中医领域的具体化。王琦教授在中医原创思维模式内涵阐发中首论"取象运数"，可以说既抓住了中医原创思维模式的根本，又抓住了中国传统思维方法的根本。

总之，无论是站在中医理论和诊疗特色的角度上，还是站在中国传统思维方式的高度上，考察王琦教授的研究成果，可以说，他对中医原创思维模式的体悟是深刻的，结论是准确的。

（二）中医原创思维模式有科学性品质

王琦教授在研究中医原创思维模式的时候有一种强烈的使命感，这就是"阐明中医理论认知特点，实现理论飞跃"、"回应文化责疑，建立文化认同"、"审视原创性思维，为当代思维科学提供借鉴"[6]。这里的第一个追求，是此研究对于中医发展的意义，第二个追求，是此研究对于回应当今社会部分人士责难中医、促进社会更好利用中医的意义，第三个追求，是此研究对于思维科学发展的意义。第一和第三个追求的落实，需要中医学界和思维科学学界的相关研究者去研究、阐发和利用。而第二个追求的落实，则需要一部分有兴趣的知识分子在对中医思维方式和西医思维方式有一定了解的基础上，审慎辨析中医存废之争的关键问题，以得出中医具有科学性的结论，才能促进社会更加认同中医，让中医为社会大众的健康更好地服务。笔者在此对第二个方面谈谈自己的看法。

众所周知，对中医的文化责难源于崇奉西医和近现代科学者，但是，用近现代科学的标准去考察中医，则中医肯定不是此意义上的科学，否则的话科学就不是产生于西方而是产生于两千年前的中国了，但中医虽不即是近现代科学，它却具有科学性品质。而这一结论的得出，则在于象思维本身具有客观性因素和中医原创思维模式具有科学性品质。

在象思维产生的过程中，古人依据对生活经验的观察和思考，得出一些概念，并用这些概念解释万物和人的产生和发展，则普通概念变身为象概念，比如阴阳和五行，它们原初都有实物对应，一旦进一步被抽象化而被用来解释万物和人的一些特征、功能，则成为能解释诸多事物现象的象概念。象概念本身虽然经过了人的主观加工，但是它还是指向客观事物，和客观事物的特征相关，并非对客观事物妄加安排。比如阴阳五行与万物的对应皆有理有据，并非随意比附。象概念本身的内涵还是比较简单的，中国古人没有停留在象概念的层次上，而是用象概念构建成了种种象模型，比如阴阳互根互依相生相成模型，五行生克制化模型，再用象模型解释万物的生成变化，这时意蕴丰富的象模型就能够比较充分和详细地说明事物现象及其规律了。但象模型本身虽然也经过了人的主观加工，但它们何以如此被建构，也是来源于对客观事物的观察，比如五行生克就有其客观基础，因此象模型也具有客观性因素。而所谓的象思维，正是运用象概念和象模型思考、把握并利用客观事物的认知过程。在这一过程中，也如象概念、象模型一样，并非纯粹主观臆想客观世界是如何的，而是不断根据客观事物的实际情况发展着象模型，比如三阴三阳模型和营卫气血模型的产生，都体现着以客观性为基础的象模型创新。而这更说明了象思维具有客观性特征。根据以上分析，可以有如下结论：①概念有客观性因素；②象概念有客观性因素；③象模型有客观性因素；④以象概念和象模型为核心的象思维有客观性因素；⑤建立在象思维基础之上的中医诊疗过程有客观性因素。而所有这些追求客观性的努力则构成中医具有科学性的基础。因为科学的目的就是追求客观真理，而从象概念到象模型，再到中医诊疗过程中的象思维运用，它们都力图在此种方法的前提下呈现客观性真理，所以中医原创思维固然与近现代科学方法有差异，但是它是符合科学精神，具有科学性品质的。基于以上原因，我们强调，依照严格的近现代科学标准，固然很难把中医称为此意义上的科学，但是可以认定中医具有客观性、科学性。而这是因为中医所立足的基础视野，就是象思维的视野，而象思维有客观性因素，并且在中医诊疗过程还得到了强化。象思维的视野与现代医学所立足的基础视野，即以还原论为主要内容的科学视野，的确是不同的。象思维所认为的完全准确的解释，在科学视野下，并非完全准确的解释，有的甚至是伪解释。但是因为象思维本身的客观性因素，和中医诊疗过程追求客观性的种种努力，我们说，中医不是科学，但确有科学性，是成立的。

　　国内有批评中医者提出："中医理论体系不是科学，与现代科学思想、方法、理论、体系格格不入，应该总体上加以否定抛弃"[7]，并针对元气论、阴阳学说和五行学说评论道："这种理论体系实际上既无法检验，也无法否证，不可能是科学学说，而只能是哲学或玄学学说"[7]。但我们强调，仅就元气论、阴阳学说和五行学说而言，它们当然是哲学或玄学学说，因为它们本来就是产生于近代科学出现之前一千多年的观念，自然不是科学。但是，它们不是科学，却未必不能反映客观现象的一些特征，因为这一功能，使它们在作为哲学概念的同时，具有了客观性因素；同时，它们不是科学，却未必代表通过它们并结合生理和病理现象而组织起来中医理论表述体系和诊疗体系不具有客观性特征，而因为这些客观性特征，中医固然不是近现代意义上的科学，却具有了科学性特征。所以，考察中医与科学的关系，应当跳出中医是不是科学的问题，而应当穷究中医有没有科学性的问题。就前一个问题而言，如前所述，中医肯定不是近现代意义上的科学。但是就后一个问题而言，中医则的确有其科学性。这可以从中医诊疗过程和疗效两个方面来看。就中医师诊疗的实际过程而言，从四诊，到辨证，到处方，到观察疗效再处方，从来就是注重客观现象的过程，从来就是不断使主观认识符合客观实际的实践过程，这一过程本身因其具有实践属性而具有了科学性品质；就疗效而言，从中医中受惠的广大病人就是自明的证明，这也是中医诊疗具有实践属性的必然结果。如果有人认为，中医所谓的疗效，只是愚民的潜意识作用。那么，难道国家针对非典事件之后，组织几十位中医专家研究出"金花清感方"也是愚昧的行为？数年前我国政府组织以已故国医大师王绵之为首的中医专家为航天员提供中医保健服务，也是愚昧的行为？中医肯定不是百病包治的，中医生中肯定也存在庸医和误诊，但是我们不能因为这些问题，而无视和貌视中医的科学性和疗效。而正是它的科学性和疗效，使中医长期以来虽被一些人猛烈批评，但却批而不倒，卓然自立，为国民的健康做出了应有的贡献。所以我们强调，中医原创思维模式具有科学性品质，中医具有科学性品质，中医因其科学性品质确有其存在的合理性基础，中医理应得到进一步的发展和繁荣，中医存废之争可以休矣。

（三）从象思维的现代化看中医的现代化

现代化是数十年来整个中国的建设目标，它引起了中国的现代化建设浪潮。在这个浪潮之中，似乎没有什么文化现象能逃脱现代化的刺激。如此，象思维也概莫能外。况且对于象思维而言，正如我们曾经所论，它还有四种局限性特征：玄思性特征、感性化特征、普适性特征以及封闭性特征。面对这些局限性特征，一个简单的推论就是：象思维是不是更有现代化的必要？当然，这是一个引子。我们要认识到，在象思维这个概念还没有产生的时候，在学术界还没有对它进行相关研究以促成其成为一个较为独立的问题的时候，自然无所谓的象思维与现代化，但是一旦象思维成为一个学术界重视的研究对象并且认识到它本为中国传统文化的一个重要元素，那么，象思维和现代化的关联性就成为一个值得重视的问题了。但是，象思维究竟需要不需要、能不能、在何种程度上实现现代化呢？显然，象思维与现代化的关涉是一个复杂的问题。事实上，象思维的现代化论题至少可以分成两个方面加以讨论：第一，是象思维本身的现代化还是象思维得以运用的传统文化某领域的现代化？第二，是象思维的部分现代化还是象思维根本上的现代化？搞清楚这两个问题，才会避免空谈象思维与现代化的口号，才会看到象思维在现代化的场域中究竟有何种生存空间和存在价值。更进一步，通过分析中医学界的两个著名案例，可以启发我们深化象思维与现代化问题的认识。

1. 传统象思维可能不可能走向现代化

一般而言，所谓现代化是指"社会、经济、政治体制向现代类型的变迁"，这种说法有些泛论，它大致包括了三个领域，但对于每一个领域而言，它们走向现代化的也都有各自的标准。如就政治而言，政治体制的法治和民主程度是重要指标之一。就经济而言，市场经济以及经济的繁荣是重要指标之一。就社会而言，公平正义则是重要指标之一。但事实上，无论是"社会"，还是"经济"、"政治"还都包含很多具体的内容，对于每一个具体内容来说，现代化的标准也有所差异。就本书所讨论的传统象思维的现代化而言，它应该属于社会文化的现代化领域。但在进一步讨论的时候，会发现问题绝不如此简单。因为它进一步涉及两个问题：①象思维本身的现代化还是象思维得以运用的传统文化某领域的现代化；②象思维的部分现代化还是象思维整体上的现代化。下面，我们就在这两个视角的交融下，对传统象思维的现代化问题进行分析。

就象思维这一文化现象而言，它只是现代学者在现代的视野下反思传统文化的时候，总结归纳出来的传统思维方法的一个重要特征，象思维在传统社会和传统文化中，从来没有作为一个独立的论域而出现过，它从来都是结合着每一个具体的文化领域而展开的，如此一来，我们独立讨论传统象思维的现代化问题也没有多大意义，因为在传统之中，它从来就没有真正的独立过。所以，在此前提下，我们就需要针对具体的传统文化某领域，来相关性的考察象思维的现代化问题。事实上，在现代文化场域中，象思维主要还在三个具体领域应用着，这三个具体领域是：艺术、传统哲学以及中医学。而在这三个领域而言，具体情况又不一样，因为象思维之于它们的意义是不一样的。如对于艺术而言，整个艺术作品的创作和欣赏，都是以意象思维为核心思维过程加以完成的，这个思维过程无所谓现代化不现代化，国画有国画的意象思维特征，油画有油画的意象思维特征，电影有电影的意象思维特征，它们各自因其意象思维特征而具有不同的风格，外在的现代化只能造成风格的丧失，甚至造成艺术本身不可能存在，所以对于艺术而言，核心思维过程根本就不需要现代化。

对于中国传统哲学而言，象思维的现代化问题稍微复杂一点。因为这需要在中国传统哲学的现代化问题的大背景之下进行这个小问题的讨论。我们认为，中国传统哲学需要一定程度的现代化。中国传统哲学是古代的哲学家在传统文化的视野下对于天、地、人、物等诸多问题的反思以及系统化论述。在现代社会，有些问题发生了变化，有些文化元素发生了变化，有些哲学理论建构思路发生了变化，那么，自然而然中国传统哲学在现代场域之中也需要现代化。如果一个研究并主张中国传统哲学的思想家，固守传统话语，固守传统问题，固守传统的理论建构方式，这只能给人以抱残守缺、不识时务的印象。但是，虽然中国传统哲学需要现代化，却只能是一定程度的现代化，而不是彻头彻尾的现代化。因为在中国传统哲学论域中，有些问题具有超越历史的特点，是具有永恒价值的，如关于道、理、心等重要价值的观念，它们是在历史之中产生的，但是本身和历史性关系不大，所以不能因为现代化而造成具有永恒价值的问题被忽视或被扭曲。那么，这一定程度的现代化，包括不包括象思维的现代化呢？这需要进一步的讨论。事实上，在中国传统哲学中，象思维的应用主要体现在两个方面，即气、阴阳、五行和卦象等象概念组成的象模型理论，以及以太极或道为内容的本体体悟。这两个方面又需要具体分析。首先就象模型理论而言，事实上，它也是一个非常泛的说法。因为它既包括象模型宇宙论，也包括象模型社会论，还包括象模型内丹理论等等。对于这三者而言，象模型宇宙论可以现代化，也可以不现代化，如果现代化，可以用另外一套概念表达哲学家对于宇宙的认识，如果不现代化，也自有其学术史价值，因为毫无疑问，现代的哲学家，也不会如古人那样对于元气、阴阳、五行、卦象有那么真切的认同，它的的确确只能存在于历史之中；象模型社会论则需要现代化，因为在现代话语之中，社会学、社会哲学已经成为独立的学科，如果还用阴阳五行卦象一套去比附、说明，只能贻笑大方；象模型内丹理论则不需要现代化，因为内丹的理论和其象思维话语是完全内在一致的，舍弃了象思维话语，内丹理论也就随之而去了。其次就本体体悟而言，也无法实现现代化，因为本体感悟本身就是由直觉思维和意象思维所构成的，如果舍弃了直觉思维和意象思维，用象物理学中的理性分析一样分析太极和道等本体概念，是根本无法悟入太极和道的。以上是我们对于中国传统哲学论域中，象思维现代化问题的看法。总的来说，象模型宇宙论可以现代化，用现代化的概念和语言重构新的宇宙论；象模型社会论必须现代化，否则陈旧的社会论根本无法进入当下的社会文化视野，也不具有任何积极地有利于社会文化的建设性意义。

对于中医而言，问题更为复杂，因为中医思维即是象思维，但同时中医又是一个实践性的学科。在我们的印象中，实践性的学科应该随着实践本身的现代化而完全应该是科学化的学科，但是作为象思维在人体诊疗领域中具体化的中医学，因为其象思维内核，又的确与科学思维和科学方法不太一样，所以，如果向现代科学方法靠齐，特指思维方法这一块，那么中医必然不成其为中医。那么，怎么办？我们认为，中医之作为中医而存在，是因为其思维方法，这是不能发生根本变化的，除此之外，可以纳入科学方法，如动物实验，如有关疗效的现代检验方法等。更进一步，在具体研究中我们发现，即使是中医基本思维方法不应发生根本变化，不应该影响其象思维的机制，但是，却又是可以进步和发展的。而这源于，在中医诊疗的具体实践过程中，象思维不能泛泛而论，它可以分为"直接象模型思维"和"间接象模型思维"两类，而两者相比，间接象模型思维明显具有主观玄思、固定化的局限特征，而这正是需要加以改变的。在下面，我们对此详加论述。

2. 区别对待"直接象模型"和"间接象模型"

我们所讨论的象思维，主要是指用阴阳、五行与卦象等象概念所形成的诸种象模型，并以之为基础去解释宇宙、社会和人生的思维方法。但在具体的学科内，由于学科本身所关涉的对象的具体性，象思维有时会存在具体情境下的丰富化发展。这尤其体现在中医学领域中。人体是一个超级复杂的巨系统，仅仅依靠阴阳、五行等象概念来解释人体的生理病理状态是显然不够的，于是就产生了以五脏六腑、十二正经、奇经八脉、营卫气血等为对象的思维框架。在这里，元气、阴阳、五行或者卦象属于"间接象模型"，五脏、六腑、经络等属于"直接象模型"，它们共同构成了中医象思维的基本框架，用来进行诊疗实践。在这里，所谓"间接象模型"是指依靠普遍意义的象概念而建构的理论体系，因为它并不只是对于人体的观察所获得概念，而是应用在整个传统文化之中，所以相对于人体描述而言就具有"间接性"。所谓"直接象模型"是指依靠对人体观察所获得概念并由之建构而来的理论体系，因为它即从观察人体获得，所以具有"直接性"。但因为它们都发生在中医诊疗过程中，都是"以象释物"，所以都是象思维。但非常明显，因为"间接象模型思维"因其间接性而较少地反映了人体的实际状况，较多的充满了玄思的意义。而"直接象模型思维"因其直接性而能更好地反映人体的实际状况，能在象思维的视域中尽可能多地把握真理，从而使中医诊疗过程更加有效。这是就理论分析而言。事实上，随着中医实践的发展，众多医家一方面发现诊疗过程中"间接象模型"的局限性；另一方面发现在现代化视野下追求对象客观性必然要求对"直接象模型"的高度重视，这两个发现，事实上揭示了一个本质问题，即象思维在实际诊疗过程中如何"避虚就实"，并进一步适应中医的现代化。

在中医学界，虽然还没有人提出间接象模型和直接象模型这一对概念，但是早已经有医家认识到，间接象概念和象模型的解释效力有问题，而主张用直接象概念和象模型取代间接象概念和象模型。比如国医大师邓铁涛在20世纪80年代就发表论文《略论五脏相关取代五行学说》，提出放弃"五行学说"这一间接象模型，而直接用"五脏相关"这一直接象模型。

"阴阳五行学说"一直是中医理论的核心之一，但"五行学说"在古代哲学上唯心论者运用得较多，只有中医学之五行学说，一直与医学之唯物辩证法结合得最紧。我国学术界对此了解甚少，因此一直怀疑中医理论的科学性，日本的汉方医就不信中医的五行学说。"五行学说"是否科学；解放以来几经争论。……六、七十年代，我曾提出过"五行学说"其实就是"五脏相关学说"，现在本着理顺中医理论之宗旨，对这一问题再加以讨论，以就正于同道。[8]

假哲理以言医道，乃中医学术特点之一。由于寓哲于医，因而使得一些中医基本理论带有哲学的色彩，义理玄妙，难以为现代读者所接受，这正是我们必须把原有的中医宝藏来一次大整理，使其理论更加系统化、规范化、现代化的原因之一。以中医"五行学说"而言，它来源于先秦哲学，但实质上又不同于哲学。……可见，原始之"五行学说"乃关于"金木水火土"五种物质元素及其相互关系的哲学，含有朴素的辩证法思想。……古代医学用"五行学说"对人体的脏腑组织、生理病理现象以及与人类生活有关的自然界事物作了广泛的联系和研究，将人体归纳为以五脏为中心的五个生理病理系统，同时，把自然界的五方、五时、五气、五味等与人体的五脏、六腑、五体、五官、五志、五声等联系起来，以五行的生克乘侮规律来说明五脏之间正常的协调关系以及这种关系被破坏后的相互影响。从形式上看，中医"五行学说"与古代哲学的"五行学说"是相同的，但是在内容上，却有着质的不同。可以说，在中医学中，五行只不过是五脏以及五脏为中心的组织器官之间，人与环境之间相互促进、相互制约关系的代名词而已。故早在70年代，我在《再论五行学说的辩证法因素》一文中就明确提出："中医的五行生克，不应简单地把它视为循环论、机械论。它包含着许多朴素的辩证法思想，它所概括的生克制化关系，实质是脏腑器官之间，人与环境之间、体内各个调节系统促进和抑制之间的关系。五行学说指导临床治疗的过程，实质是使人体遭到破坏的内稳态恢复正常的过程。因此，这一学说值得我们好好研究和发扬。至于名字是否仍用金、木、水、火、土，则可考虑。我认为直用肝、心、脾、肺、肾称之，或改名为，'五脏相关学说'更为恰当，这样就有别于古代之五行，可以减少人们的误解。"……今天，中医现代化的呼声更高了，我们何不及早剥去中医"五行学说"的哲学外衣，还其"五脏相关学说"科学内核之实呢？[8]

以上引述表明，邓铁涛先生注意到，在历史上很多医家已经"逐渐认识到五行的中心实体是五脏"，并且"认识到五行生克制化规律亦有局限性，逐渐以脏腑病机来补充五行生克制化原有规律之不足，以指导辨证和治疗"。[8]但是，"遗憾的是，后世医家尽管认识到五行的中心实体是五脏，认识到五行生克制化规律中亦有局限性，但是他们并未有能超出五行理论框架的束缚，因而只能对中医'五行学说'作些阐述诠释，在内容上充实和发展，而未能从形式上有所突破，实现内容和形式的统一，使名与实更相符"[8]，所以邓先生即主张彻底抛弃"五行学说"，直接采用"五脏相关学说"。而邓先生对"五脏相关学说"也进行了清晰定义：

所谓"五脏相关学说"，就是指在人体大系统中，心、肝、脾、肺、肾及其相应的六腑、四肢、皮、毛、筋、脉、肉、五官七窍等组织器官分别组成五个脏腑系统，在生理情况下，本脏腑系统内部、脏腑系统与脏腑系统之间、脏腑系统与人体大系统之间、脏腑系统与自然界、社会之间，存在着横向、纵向和交叉的多维联系，相互促进与制约，以发挥不同的功能，协调机体的正常活动；在病理情况下，五脏系统又相互影响。简而言之曰——五脏相关。[8]

我们可以看出，这里定义的"五脏相关学说"，直指与生理病理系统直接关涉的人体组织和器官，通过研究这些组织器官的直接表现来把握病人之病机，而非通过间接的"五行学说"来对生理病理进行衡量。本质就是"避免中医'五行学说'中存在的机械刻板的局限性，有利于指导临床灵活地辨证论治。"[8]事实上，邓先生当时已经把这一原则贯彻到实际诊疗过程中，"经多年的临床实践证明，效果满意"。[8]

事实上，早在20世纪60年代，邓铁涛先生就提出了"五脏相关学说"这个概念，而经过数十年的发展和完善，在21世纪，邓先生终于彻底完成了其以"五脏相关学说"为核心的中医现代化思路，并初步完成了这一理论构建，其标志就是国家"973"计划"中医基础理论整理与创新研究"项目子课题"中医五脏相关理论继承与创新研究"成果的获得和正式出版。在此书中，邓先生明确说："如果说整个中医理论是一个大的理论'模型'的话，其中的阴阳模型、气血模型、脏腑模型、经络模型等都是在传统思维方式下形成的独特认识。尽管其中也有类比、隐喻等成分，但属于迈克尔·布雷德所说的'具有认知或理论性功能'的部分，不可分割，它们在作用于'原型'（治疗人体）的时候，有着良好的指导作用。唯独'五行模型'显得落后和限制性强，对中医的传承已经显现了较大的阻碍力。因此，……要改造五行模型，将其解构之后，把其中的精华与其他的阴阳、气血、脏腑、经络等认识综合起来，以大量临床验证的经验事实为基础，重构一个符合人类理性精神的'五脏相关学说'新模型"[9]，"五脏相关学说认为，中医的经验和证据，应直接从临床中总结归纳，而不依赖于先验的理论"[9]。显然，虽然邓先生没有提出直接象模型的概念，但是已经完全触及了其中的关键性问题，这就是在具体的实践中，"间接象模型"本身存在严重的玄思性倾向，而主观的玄思并不能代替客观的真理，客观真理需要针对对象本身去发现，而不是立足于贫乏的象概念去主观臆想。而关于此，邓铁涛先生具有自觉的理论指导，"应直接从临床中总结归纳，而不依赖于先验的理论"，更值得钦佩的是，邓先生真正地摸索出了自己的一套行之有效的"五脏相关学说"。可以说，邓先生的理论和实践努力，一定意义上代表了中医现代化的路向。

香港中西医结合学会创会委员及学术小组组长、香港康复医学会会长区结成高度赞扬了邓铁涛先生的主张，他说："有价值的临床心得，不须以五行语言包装。邓铁涛主张五行学说应该正名为'五脏相关学说'，是有深意的，即摆脱了'五行'语言的框框，反而更容易说清楚中医学的脏腑理论"。[10]区结成先生还指出，"研究内脏病理要依据临床观察；而五行的圆满理论却是思辨的产物，不受验证也不会被实际经验修订"，事实上，五行往往不能说明实际的生理病理，区先生举例，"学者梁茂新计算过，遵照五行图式所列，两脏的生克乘侮关系（例如'肝木乘土'）可以衍生30个'证'。但临床实际上重要的两脏病理互传的'证'只有11种。表面看，五行的循环图式有指导与解释病理的意义，实则不然"[10]。这就说明，中医传统理论，若完全依据"间接象模型"，会产生很多问题。而这也启示着我们，中医理论可以发展的空间，还非常大。事实上，王琦教授也做出了卓有成效的工作。

（四）王琦教授推动中医现代化的努力

无独有偶，自 20 世纪 70 年代末，著名中医王琦教授也开始了"直接象模型"视野下的新探索。这一探索的结果就是"中医体质学"的确立。王琦教授于 1978 年，在《新医药杂志》上发表《略论祖国医学的体质学说》，第一次明确提出"中医体质学说"的概念；在 1982 年，与人合著出版第一部中医体质学说专著《中医体质学说》；在 1995 年，主编出版了新的《中医体质学》，以详实的篇幅进一步完善了学科概念、体质定义、原理、体质分型，中医体质学理论体系和研究方法由此得到了初步确立。[11]

所谓中医体质学，"是以中医理论为指导，研究人类体质特征、体质类型的生理病理特点，分析疾病反应状态、病变性质及发展趋向，阐述人体体质与健康、疾病的相关性，指导疾病预防、治疗以及养生康复的学科，是一门以传统方法和现代科学方法相结合的交叉性、应用性学科。"[11]显然，这是一门聚焦"人类体质特征、体质类型"的医学。在这里，强调了"中医体质学"是以体质为考察对象的中医学领域内的一门实践性学问。而所谓体质，"是指在人体生命过程中，在先天禀赋和后天获得的基础上所形成的形态结构、生理功能和心理状态方面综合的、相对稳定的固有特质。是人类在生长、发育过程中所形成的与自然、社会环境相适应的人体个性特征。表现为结构、功能、代谢以及外界刺激反应等方面的个体差异性，对某些病因和疾病的易感性，以及疾病传变转归中的某种倾向性。它具有个体差异性、群类趋同性、相对稳定性和动态可变性等特点"。[11]可见，确立体质为基本考察对象，并且对体质的理解完全着眼于并不玄虚的形态结构、生理功能和心理状态，已经显示出了极其明显的"直接象模型"的思维特征。事实上，这甚至已经是现代科学视野下的描述了，而之所以我们定性为象思维，是因为这种学科研究和建构思路是在中医学的视野下加以完成的，正如王琦教授所说："体质是包含脏腑、经络、气血津液、形体、心理等各种生理现象的统一体，中医体质学通过对体质特征、体质差异的研究，将拓展传统中医藏象理论的内涵"[11]，所以"中医体质学"因其中医的本质特征而具有象思维的特征。事实上，如果是在西医学的背景下加以完成，我们完全可以说，它已经超越了象思维的范畴，而表现出对象思维的特征。但我们就"中医体质学"而论，就其"体质"这一基本研究对象而言，已经具有了"直接象模型思维"的特征，而如前所论，"直接象模型"具有更有效地反映对象特征的能力。

在实践过程中，中医体质学的"直接象模型"特征也非常明显。中医实践过程本包括诊断和治疗两个阶段，但是组方治疗从理论到实践都是以诊断理论为基础的，所以诊断理论的特征决定了治疗方法的特征。而从中医体质学的诊断理论中我们可以明显看到它的"直接象模型"特征，这主要表现就是，九种体质的划分既具有象思维特征，又包含了大量的直接信息。

中医体质学所界定的九种体质是：平和质、气虚质、阳虚质、阴虚质、痰湿质、湿热质、血瘀质、气郁质、特禀质。这九种体质的名称，已经属于象思维视野下的象概念，所谓平和、气虚、阳虚、阴虚、痰湿、湿热、血瘀、气郁、特禀，都是立足于人体呈现出来的诸种象信息而加以的综合判断，本身就是象思维的体现。但这种象思维判断，是针对人体呈现出来的诸种象信息本身的判断，它们和单纯的依据阴阳、五行等象模型来判断人体生理和病理状况相比，表现出明显的客观意味。事实上，对于九种体质的判断，完全是基于人体客观之象的基础上的。我们可以从"中医体质学"自觉建立起的体质辨识原则看到这一点："人是一个有机的整体，对人的体质辨识必须遵循共同的原则，从整体观点出发，全面审查其神、色、形、态、舌、脉等体征及性格、饮食、二便等情况，结合中医临床辨体论治的实际经验进行综合分析"，其中原则有"整体性原则"、"形神结合原则"、"舌脉合参原则"[11]，实际方法有"辨形态结构特征"、"辨生理功能特征"、"辨心理特征"[11]。显然，这些原则和方法，都体现出了吸收直接而客观之象的努力。试举一例对于阳虚质体质特征的规定：

①形体特征：多形体白胖，肌肉松软。②心理特征：性格多沉静、内向。③常见表现：主项，平素畏冷，手足不温，喜热饮食，精神不振，睡眠偏多，舌淡胖嫩边有齿痕，苔润，脉象沉迟。副项，面色白，目胞晦暗，口唇色淡，毛发易落，易出汗，大便溏薄，小便清长。④对外界环境适应能力：不耐受寒邪，耐夏不耐冬；易感湿邪。⑤发病倾向：发病多为寒证，或易从寒化，易病痰饮、肿胀、泄泻、阳痿。[11]

这里从五个方面来判定阳虚体质的特征，而这五个方面全是病人的当下表现，这些表现是客观实在的，并不玄妙，它们是即成的人身产生的自然而客观的信息，而中医体质学对其进行综合判断，归结为阳虚体质，完全是象思维的视野下从客观到客观的过程。这里的前一个客观，是大量的直接信息之象，后一个客观，是九种体质象模型。而九种体质象模型本身，也是对人体状态的一种判断，而非玄思武断之论。

事实上，"九种体质"的划分不但是王琦教授认识把握人体的有效视角，而且是治疗过程中的重要原则之一。如王琦教授经过多年体会和研究，在临床实践中摸索出来的有针对性的辨体用方，有平和体质辨体用方、气虚体质辨体用方、阳虚体质辨体用方、阴虚体质辨体用方、痰湿体质辨体用方、湿热体质辨体用方、血瘀体质辨体用方、气郁体质辨体用方和特禀体质辨体用方。[11]这九种基础用方，明显是针对"直接象模型"的对症下药。下录一段以见其实：

气虚体质辨体用方

调体法则：培补元气，补气健脾。

调体要点：①把握剂量，不可峻补：气虚体质者使用人参补气强体，需注意把握剂量，缓图渐进，或配伍其他方药使用。气有余便是火，应避免补之太过。②补气佐以理气：补气调体药易壅滞气机，若有痰湿者要与化痰祛湿药同用，或少佐理气行滞之品。③补气须防虚中夹实：气虚体质者内脏功能脆弱，常因外邪或内在饮食积滞产生内热等虚实夹杂之证，当予顾及。

调体方药：代表方为四君子汤、补中益气汤等。常用药物有党参、黄芪、白术、茯苓、甘草、陈皮、大枣等。

临证加减：根据《素问·阴阳应象大论》"形不足者，温之以气；精不足者，补之以味"的原则，选用党参、黄芪、甘草为调治气虚体质的主药。由于"气之根在肾"，因此，可酌加菟丝子、五味子、枸杞子等益肾填精。再参以紫河车、燕窝等血肉有情之品，充养身中形质，气味同补。若偏肺气虚者，常反复出现咳嗽、哮喘等病变，即所谓肌肉不坚固则腠理疏松。善病风者，可选用玉屏风散而重用黄芪，酌加益肾气之淫羊藿、熟地黄等。[11]

可见，气虚体质辨体用方的立足点，就是气虚。而"调体要点"和"临证加减"之分析，更是对于气虚体质的直接而深入的观察。这些都充分体现了"直接象模型思维"的要求。

此外，王琦教授运用"直接象模型"获得的突破，还包括对于"辨体—辨病—辨证的诊疗模式"的明确。这一诊疗模式是"以体质、疾病、证候之间的内在联系为前提，将辨体、辨病、辨证相结合，进行综合运用的一种临床诊疗模式，其核心是辨体论治。"[11]传统的中医诊疗方法包括辨证和辨病，"辨证的指向目标是'病'过程中的某一阶段，将疾病某一阶段的病理特点与规律作为研究的主体，是考虑脏腑气血阴阳盛衰的现状及与本次疾病的关联，并概括现阶段疾病对机体所造成的影响；辨病的指向目标则是疾病全过程的病理特点与规律看，是对某一疾病发生、发展规律的总体认识"，"而辨体所指向的目标是'人'，将人作为研究的主体，主要诊察形体、禀赋、心理以及地域和奉养居处等对人的影响，亦即人对这些因素的反应。以此分析某类人群脏腑阴阳气血的多少，对某类疾病的易罹性，分析某种体质之人患病后体质对疾病的影响，即疾病发展的倾向性，以及对药物的耐受性等"，[11]显然，在此诊疗模式的视野下，中医师对人体生理病理的把握，会更加准确、更加全面。

还需要强调，王琦教授对于自己的在象思维方面的努力和突破是非常自觉的。从2010年开始，王琦教授开始了"中医原创思维模式"方面的研究。2012年，《中医原创思维十讲》在《中华中医药杂志》连载发表。在这系列论文中，王琦教授说："中医原创思维是中医学理论的核心。……通过中医原创思维内涵的研究，可以阐明中医理论认知特点，明确医疗实践活动的思维模式，进而审视自身局限，探讨如何实现与当前主流知识体系的对话，实现创造性的转化，构建未来的发展模式等问题"。[6]这段表述，已经表现出了王先生的卓识，一方面把握"中医原创思维"；另一方面"审视自身局限"以"实现创造性转化"。就第一个方面而言，中医原创思维的主要内涵即是象思维，这个是没有疑问的，就第二个方面而言，中医学的现代发展，必然是通过对局限的修正来实现创造性转化的，事实上，邓铁涛先生"五脏相关学说"如是，王先生的"中医体质学"也如是。

王琦教授对于"中医原创思维模式"的理解和规定是"取象运数，形神一体，气为一元"，事实上，"形神一体"和"气为一元"都属于中医学的重要基础观念，但它们又与"取象运数"并不只是观念，而是基本的思维方式，所以，"中医原创思维模式"的核心是"取象运数"，本质即象思维。但正如我们所论述，象思维本身又可分为"间接象模型思维"和"直接象模型思维"，而王琦教授在对"取象运数"的阐述中，可谓完全符合"直接象模型思维"的要求。他说："中医象思维在利用'象'进行思维的过程中，从直观所见的感性素材的初始思维阶段，从所见实物到象征系统，经过复杂多样的思维方式，呈现了研究对象的层次性，"[2]"'象'可分为物象、现象、意象等。物象，即物体的形象，如对心脏形态的描述，形如倒垂之莲蕊。现象，即可观察的征象，如通过观察目、舌、口、鼻、耳及机体的筋、脉、骨、肌、皮，以了解脏腑反映于外的生理、病理表征。意象，即体悟、感知之象"[12]，"中医思维过程是医者在进行诊疗的过程中，通过大脑的感知把'四诊'信息融会、上升，揭示认知对象本质的规律。如医者运用望、闻、问、切等多种诊断方法，收集认知对象反映出来的客观信息，如病人全身的气色、形态、神志等外在征象，在大脑中形成表象以后，通过比较、分析和综合，从较多的个别现象中，发现事物的属性和它们之间的共性，以寻找病证的根源和病变的本质"[5]。在这里，从"取象"到"象征系统"，再到"研究对象的层次性"，都注重了客观性要求，即符合"直接象模型思维"的特征。这就能够避免"间接象模型思维"的主观玄思。所以，"运用'象数'作为认识的手段和工具，观察认识客体的基本属性，达到主客一体、物我交融的思维境界，使认识过程能以简驭繁，保存客体现象的丰富性和完整性，并囊括人体生理、病理情况下的全部变量、参数和要素，使中医理论思维呈现思维的整体动态观的结构图式和运行模式，显示从宏观上把握事物的智慧，使中医学术形成自身的特质和理论体系"[2]，一言以蔽之，这就能够真实反映人体的生理和病理状况，保证中医诊疗的有效性。

通过以上对于邓铁涛教授和王琦教授的中医学理论创新的分析，我们会发现，中医学内部的学者们，在其医疗实践过程中，本身就在努力实现理论的突破，而这些理论的突破，根据我们的分析，都属于搁置"间接象模型思维"勿论，而寻求在"直接象模型思维"方面的突破并有一定的成果出现。有一定医学知识背景的人士可能会马上反问，在中医发展史中，不是一直存在着"直接象模型思维"、存在着"直接象模型"的不断突破吗？比如在《伤寒论》中，就存在"三阴三阳辨证模型"，在温病学派，又有"营卫气血模型"。如果是这样的话，追求"直接象模型思维"方面的突破，和中医现代化又有何关系呢？我们认为，中医现代化，在根本思维方式的层面，不可能现代化，如果根本思维方式改变了，那么，就不是中医了。但是，中医在现代社会的场域中，又不可能完全保持着传统的面貌，首先，它要在现代的知识背景下，用现代的语言，把一些问题解释的更清楚，让现代人更容易接受，同时推动中医在现代社会中的进一步发展，其次，正如任何一个学科不可能彻底完备、不可能不存在发展一样，古代的先贤们虽然达到了很高的高度，提出了很多非常有效的诊疗模型，但是肯定还存在一些理论漏洞，而最大的发展空间在于，人体本身的复杂性，决定了在诊疗过程中对其考察、研究、把握之后，就会出现建构新的"直接象模型"的可能。当然，不能为了一些目的，为了建构而建构，但是，我们强调有这种可能，而一旦这些可能变成现实，同时经受了大量诊疗实践的考验，那么这就是对于中医在现代化场域中进一步发展的巨大贡献。

（赵中国）

参 考 文 献

[1] 王琦. 中医原创思维研究的意义 [J]. 中华中医药杂志，2012，27（1）：140-141. （国家重点基础研究发展计划——"973"计划，"中医原创思维与健康状态辨识方法体系研究"资助项目No. 2011CB505400）

[2] 王琦. 取象运数的象数观. 中华中医药杂志，2012，27（2）：410-411.

[3] 王琦. 形神一体的形神观. 中华中医药杂志，2012，27（3）：652-654.

[4] 王琦. 气为一元的一元观. 中华中医药杂志，2012，27（4）：1353-1354.

[5] 王琦. 中医原创思维的特质. 中华中医药杂志，2012，27（7）：1865-1867.

[6] 王琦. 中医原创思维的意义. 中华中医药杂志，2012，27（1）：140-141.

[7] 方舟子. 批评中医. 北京：中国协和医科大学出版社，2011：5-13.

[8] 邓铁涛. 略论五脏相关取代五行学说. 广州中医学院学报，1988（2）：65-68.

[9]　邓铁涛，郑洪．中医五脏相关学说研究——从五行到五脏相关．广州：广东科技出版社，2008：154-227.

[10]　区结成．当中医遇上西医：历史与省思．北京：生活·读书·新知三联书店，2005：113.

[11]　王琦．中医体质学研究与应用．北京：中国中医药出版社，2012：4-390.

[12]　王琦．"象数—形神—气"关系探讨．中华中医药杂志，2012，27（6）：1606.

附 录

一、大 事 记

2010 年 6 月 课题 "中医原创思维与健康状态辨识方法体系研究" 获国家重点基础研究发展计划（"973" 计划）资助项目（No. 2011CB505400），标志着中医思维研究进入国家最高科研层次。

2011 年 3 月 7 日 科学时报发表《揭示中医原创思维内涵，构建中医健康保障体系——访 "973" 项目首席科学家、北京中医药大学教授王琦》一文，开始对中医学独有的原创思维与认知的理论体系和方法初步挖掘。

2011 年 10 月 由中国科协主办，中华中医药学会承办的第十七次中国科协论坛——"中医原创思维理论内涵与科学价值" 高端论坛会在香山举行，来自全国哲学界、医学界 30 余位专家、学者参加了会议。王琦教授作为论坛首席专家做了《关于中医原创思维模式研究》的主题报告。

2011 年 11 月 "973" 计划项目 "中医原创思维与健康状态辨识方法体系研究" 课题组邀请了国内哲学界、医学界专家、学者在北京中医药大学召开了 "中医原创思维研究" 的专家论证会，王琦教授作为项目首席科学家做了《关于中医原创思维模式研究》的主题报告。

2011 年 12 月 王琦教授为组长的 "973" 计划项目 "中医原创思维与健康状态辨识方法体系研究" 课题组，根据文献研究，结合焦点小组讨论、走访专家、咨询论证等方法，开创性地提出了 "取象运数，形神一体，气为一元" 的中医原创思维模式。

2012 年 1 月以来 王琦教授在《中华中医药杂志》上连续发表《中医原创思维十讲》十篇学术文章，以及在《中医杂志》、《北京中医药大学学报》、《天津中医药》等杂志上发表了相关文章，详尽阐述了中医原创思维模式的理论内涵与科学价值，不断丰富和完善了中医药理论研究，引起学术界的广泛共鸣。

2012 年 6 月 11 日 光明日报针对中医原创思维的研究采访了王琦教授，并近整版发表了题为《原创思维——国家进步的灵魂》一文，引起了社会各界对中医原创思维研究的广泛关注。

2012 年 9 月 5 日 中国中医药报对中医原创思维的研究采访了王琦教授，并发表了题为《打开东方思维的钥匙——论中医原创思维模式的构建》一文，引起学术界的广泛共鸣。

2013 年 9 月 16 日 根据《北京市社会科学与自然科学协同创新研究基地项目管理办法（试行）》，经市社科联与市科协组织专家进行评审，决定对《中医原创思维的科学价值与转化应用研究》项目予以立项，标志着中医原创思维研究进入临床实践层面。

二、发表相关文章

[1] 王琦．中医原创思维研究的意义［J］．中华中医药杂志，2012，27（1）：140-141.

[2] 王琦．取象运数的象数观［J］．中华中医药杂志，2012，27（2）：410-411.

[3] 王琦．形神一体的形神观［J］．中华中医药杂志，2012，27（3）：652-654.

[4] 王琦．气为一元的一元观［J］．中华中医药杂志，2012，27（4）：1353-1354.

[5] 王琦．"象数－形神－气"关系探讨［J］．中华中医药杂志，2012，27（6）：1604-1606.

[6] 王琦．中医原创思维模式的特质［J］．中华中医药杂志，2012，27（7）：1865-1867.

[7] 王琦．中医原创思维的文化背景与哲学基础［J］．中华中医药杂志，2012，27（8）:2120-2122.

[8] 王琦．中医原创思维的认识论与方法论［J］．中华中医药杂志，2012，27（9）：2355-2358.

[9] 王琦．中西医思维特质比较［J］．中华中医药杂志，2012，27（10）：2604-2606.

[10] 王琦．中医原创思维的路向［J］．中华中医药杂志，2012，27（11）：2877-2879.

[11] 王琦．中医原创思维模式的提出与论证［J］．中医杂志，2012，53（6）：458-460.

[12] 王琦．关于中医原创思维模式的研究［J］．北京中医药大学学报，2012，35（3）：160-163 转 168.

[13] 王琦．中医原创思维模式研究的"五个度"［J］．天津中医药，2012，29（2）：109-111.

[14] 王琦．中医原创思维模式研究［J］．世界中医药，2013，8（1）：1-4.

[15] 王琦．从中医原创思维模式视角看中西医哲学思维的殊异［J］．深圳大学学报，2014，31（5）：6-10.

[16] 郭刚．意象思维：中医哲学的原创思维意蕴——兼论其对中国哲学的贡献［J］．自然辩证法通讯，2014，36（1）：87-91 转 127.

[17] 郭刚，王琦．从复杂性视角看中医原创思维模式［J］．北京中医药，2014，33（9）:668-670.

[18] 郭刚，王琦．中医取象思维的生命符号学解读［J］．中医杂志，2014，55（21）：1801-1804.

[19] 郭刚，王琦．中医原创思维模式中的人体复杂性适应系统［J］．中医杂志，2014，55（23）：1985-1987.

三、珍贵手稿与媒体报道

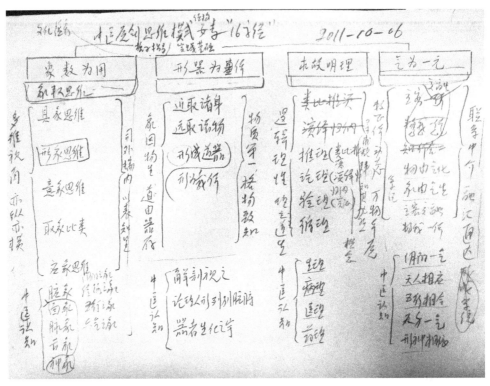

中医原创思维研究手稿-1

5000字文稿，发文章用

回执9.23项目 中医原创思维与健康状态研究，

3篇 wangqi710@126.com

论"取象运数，形神一体，气为一元"的中医原创思维模式

（北京中医药大学，北京 朝阳区北三环东路11号，100029）王琦

摘　要：提出"取象运数，形神一体，气为一元"是中医学的原创思维模式，指出该模式符合思维模式和思维要素的界定；并对中医原创思维模式的要素"象数"、"形神"、"气"之内涵进行详细的阐述，并认为该模式在对生命进行认知的思维过程，亦是"明理"、"求理"的过程。中医原创思维是中华民族最具原始创新的科学智慧，它以不同的视角与思维方式认识生命和健康，形成了独特的理论体系。

关键词：中医；原创思维模式

要明白什么是中医原创思维模式，首先应该明确什么是思维模式。思维模式是在一定时代的人们在一定的观念、知识和方法的基础上形成的思维过程中的思维形式、思维方法和思维程序的总和，是一种思维框架，它本质上是人们社会生产和生活的反映。简言之就是指人类思维过程中采用什么思维方式。同时，人类的思维过程包含三个要素：思维主体、思维工具和思维对象。中医原创思维模式的研究应符合思维模式和思维要素两个界定条件。什么是中医学的原创思维模式？中医学的原创思维模式是中国传统医学认识自然生命现象，解决医疗实践问题的开拓性的、特有的、与众不同的、创造性的思维方式。我们通过对几千年中医学发展史的溯源，提出中医原创思维是以"取象运数，形神一体，气为一元"的整体思维模式，即中医学的"象数观"、"形神观"、"一元观"，三者共同构成的思维模式体现了思维三要素，并符合了思维模式的界定。从思维的过程来看，作为认识的主体（医者），以象数作为认识的工具，获取客体的信息进而认识客体。作为认识客体的人，是形神合一、形神一体的，而"象"、"形神"的内在本质是由气构成的，这是中医独特的、与众不同的思维方式。

（一）象数观：象数思维指运用带有直观、形象、感性的图像、符号、数字等象数工具来揭示认知世界的规律，通过类比、象征等手段把握认知世界的联系，从而构建宇宙统一模式的思维方式，是象思维和数思维的合称。[1]

1. 象思维："象"在中国传统文化中，主要有物象和意象两层意思，是事物

[1] 张其成. 中医哲学基础[M]. 北京：中国中医药出版社，2004:289.

中医原创思维研究手稿–2

北京中醫藥大學
BEIJINGZHONGYIYAODAXUE

中医原创思维再思考

一、回答的是"中医"原创思维

中医性作为自然科学属性来回答

中医怎样认识生命现象、健康状态

及为何进行医疗保健的实践的思维

方式以表述与选择思维概应思维

的不同及其科学内涵与价值；

二、中医学的（含文表述），有助确定

思维研究对象与范畴

北京中醫藥大學 王琦用笺

中医原创思维研究手稿-3

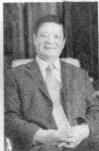

揭示中医原创思维内涵　构建中医健康保障体系
——访"973"项目首席科学家、北京中医药大学教授王琦

科学时报发表《揭示中医原创思维内涵，构建中医健康保障体系——
访"973"项目首席科学家、北京中医药大学教授王琦》一文

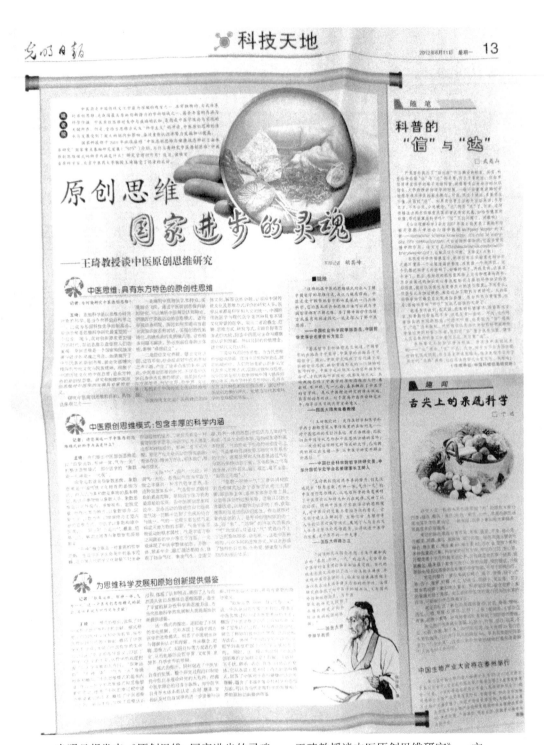

光明日报发表《原创思维-国家进步的灵魂——王琦教授谈中医原创思维研究》一文